许敬生 主编

ZHONGYI JIANKANG DIANGU

中医健康典故

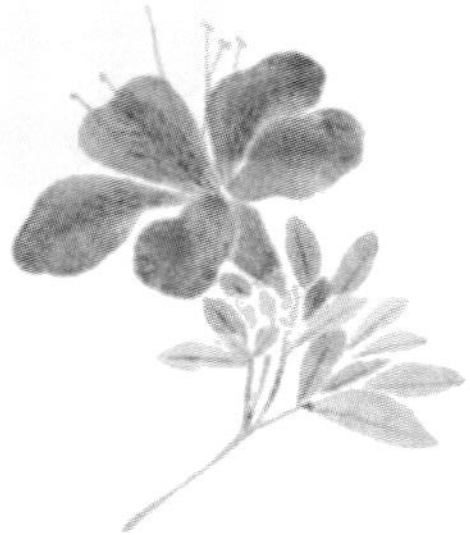

河南科学技术出版社
·郑州·

编委名单

学术顾问：张　磊

主　　编：许敬生

副 主 编：赵　伟　臧云彩　刘爱华　吴玉玺　杨文旭

编　　委：（按姓氏笔画排序）

于朝峰　王永卫　王单一　田　瑛　李新叶

李嘉慧　杨兆林　何传义　何项茹　郑建军

荣令芳　施玉树　梁奥雷

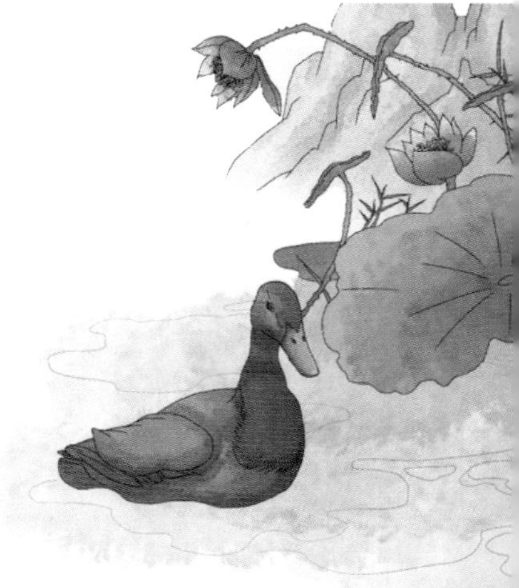

前言

众所周知，文化是一个民族生存和发展的灵魂与血脉。今天我们研究中医药，如果只注重医疗技术和药物研究，而忽视了文化研究，就像一个人空有身体躯壳而没有灵魂。中医药自诞生之日起，就融进了中华民族优秀传统文化的血脉之中，而成为其中不可分割的一个重要组成部分。它伴随着中华文明的发展历程而不断充实完善，最终成为我们中华民族的瑰宝。

在浩如烟海的古代医学著作和其他古籍中，保存了许多有关医家和中医药知识的典故。这些典故，或发人深思，启迪智慧，或且诙谐幽默，充满了知识性和趣味性，颇有教育意义。这对学习古代汉语及提高阅读古医籍的能力，也大有帮助。多年来，我在阅读古籍的过程中，留心搜集了不少资料，在整理医林中流传已久的典故的基础上，同时总结归纳古籍中有关医学的若干典故资料，提炼出新的成语典故，以便更好地传播博大精深的中医药文化，也可丰富祖国的语言宝库。本书选录的内容只是其中的一小部分，特与大家分享。

中医药学之所以能够成为一门独具特色的学科，是因为它涵盖了人文道德修养、形而上的哲学层面、格物致知的科学层次等多个方面。它强调的是人与天地、自然相统一，从“天人合一”的探索中，认识了生命形成与变化的规律，这就是我们所说的医道。中医是大道，不仅是防病治病的大道，也是修身养性的大道，还是治国救世的大道。而医术是从属于医道的，医道才是医术的根本。

为了更好地传播博大精深的中医药文化，促进人们的身心健康，我们编写了这本《中医健康典故》。本书按时间顺序排列，根据一年四季的自然变化规律，本着养生防病、促进身心健康、增强中医药文化知识的原则，安排四个方面的阅读内容：一是中医典故，二是仿古小诗，三是古人养生名言，四是防病治病微视频。其中的微视频，汇集了中医内科、外科、妇科、儿科，以及针灸、推拿、五官科、骨伤科、养生学、心理学等几十位专家的临证经验，几乎涵盖了中医学从基础到临床各学科的内容，可谓形式多样，丰富多彩。这是我们的一次尝试，不妥之处，希望广大读者批评指正。

许敬生

2021 年 6 月 4 日于问学斋

目录

中医药学凝聚着深邃的哲学智慧和中华民族几千年的健康养生理念及其实践经验，是中国古代科学的瑰宝，也是打开中华文明宝库的钥匙。

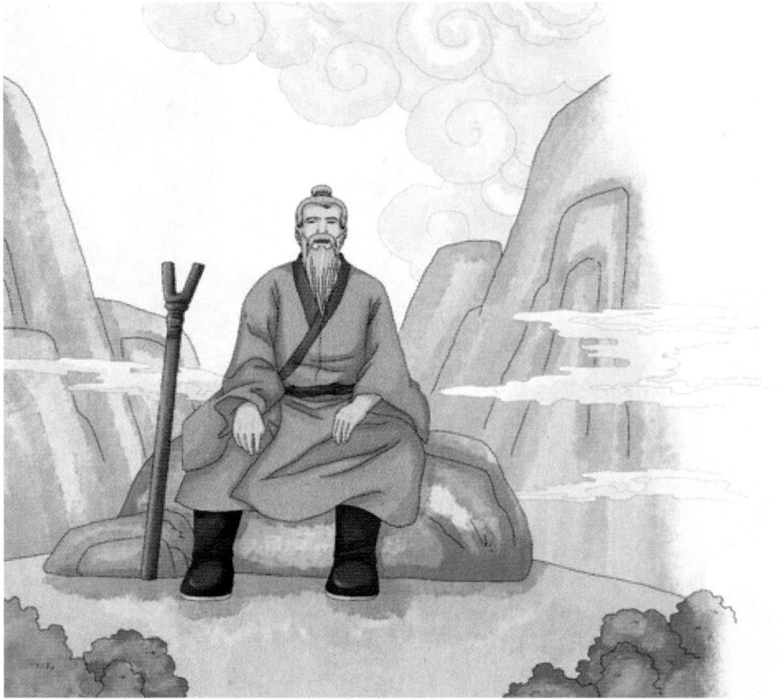

五福六极

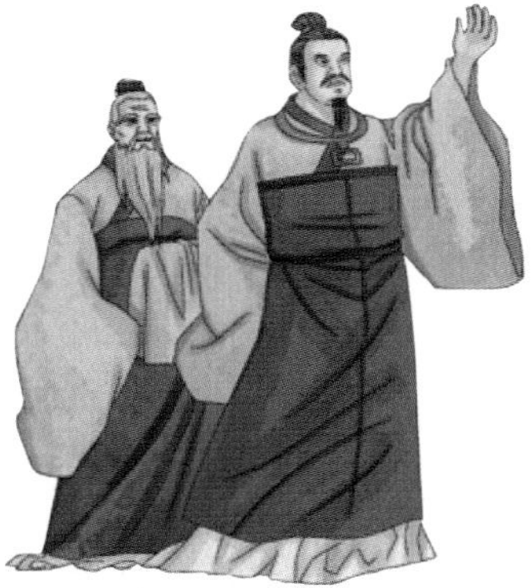

人生有五种幸福：一是长寿，二是富贵，三是健康平安，四是遵行美德，五是老而善终，称为“五福”。人生有六种不幸：一是早死，二是多病，三是多忧，四是贫穷，五是丑恶，六是愚弱，称为“六极”。

出自《尚书·洪范》

《尚书》是儒家经典，被尊为六经之一。文中提出的“五福六极”之说，经常被后世所引用。其中长寿被列为“五福”之首，且健康和长寿均为“五福”内容，而早死和多病被列为“六极”的前两项。可见，在远古时代，我们的祖先就清醒地认识到养生、长寿的重要意义。

JIANKANG MINGYAN
健康名言

见素抱朴，少私寡欲。

——《老子》第十九章

内容简介

许敬生

雪夜读《内经》

诸本灵素列满床，拥衾展卷溢书香。
寒夜恭心岐黄语，静听北风吹雪狂。

上医医国

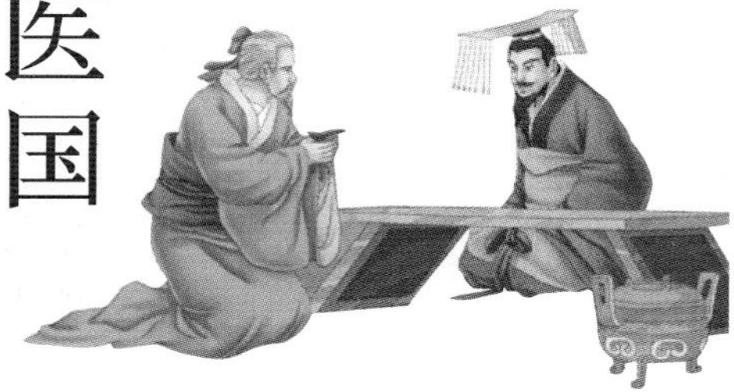

春秋时期，晋平公生病，秦景公派名医医和给他看病。诊毕出来后，医和说："此病已治不好了。这叫作远离男人而亲近女人，迷惑女色而生了蛊病；既不是由于鬼神降灾，也不是由于饮食不调，而是由于沉迷女色而丧失心志。良臣不能使他永生，上天也不能使他长在。"晋国大夫赵文子说："医生也涉及国政吗？"医和回答说："上等医生首先能医国，其次是医治病人，本来医生就是一种官职。"

出自《国语·晋语八》

"上医"是人们对那些医术精湛且医德高尚之人的称谓。"上医医国"是医者的最高境界，他们首先想到的是治理国家的疾患，然后才是治疗人身的疾病。像医和、医缓、扁鹊、华佗、张仲景、孙思邈、李时珍等皆如此。随着这一典故的普及，人们也往往称赞那些能治理国家政治弊端的贤臣为"医国"。因此，治病犹治国的道理早已深入人心。南宋诗人辛弃疾"万金不换囊中术，上医元自能医国"的诗句，就是对这一典故的灵活运用。

JIANKANG MINGYAN

健康名言

上古之人，其知道者，法于阴阳，和于术数，食饮有节，起居有常，不妄作劳，故能形与神俱，而尽终其天年，度百岁乃去。

——《素问·上古天真论》

绿城 飞花似雪

暮春飘雪壮景观，漫天飞絮迷双眼。
绿城杨柳花开日，让人无奈让人吟。

关于中医药

文化

许敬生

医分四科

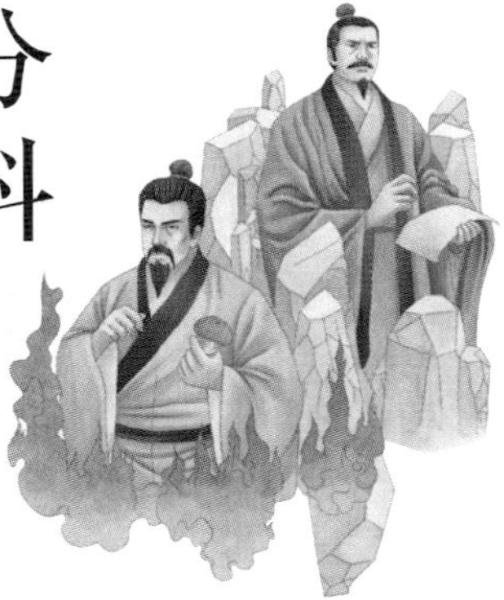

周代的医师主管医疗卫生的政策和法令，征集药物供医疗使用。凡是国内有内科疾病、外科疾病和骨伤科疾病的人来到这里，就根据病情分别派医生为他们治病。根据年终考核医生们的治病情况，来制定他们的俸禄。下设食医、疾医、疡医和兽医四科。食医主管调配君王的六食、六饮、六膳、百馐、百酱及八珍之类的食物；疾医主管治疗百姓的内科疾病；疡医负责肿疡、溃疡、金疡、折疡的外敷药，以及拔出脓血、销蚀腐肉的药剂；兽医负责治疗牲畜的疾病。

出自《周礼·天官·冢宰》

《周礼》的医分四科，是我国也是世界上最早的医学分科，之后才有了医学分科的不断发展和逐步完善。如唐代所设的太医署，就分成四个部门，即医科、针科、按摩科和咒禁科；在医科之下又分体疗（内科）、少小（儿科）、疮肿（外科）、耳目口齿（五官口腔科）、角法（外治法）等科。到宋代，太医局发展到九科，到元、明、清三代，已经分为十三科。而在外国，像阿拉伯国家的医学直到公元九世纪左右才开始有分科。

雪中行

清晨遍地白茫茫，万物披锦飘清香。
我赏瑞雪高洁美，雪花吻我鬓满霜。

JIANKANG MINGYAN

健康名言

食不厌精，脍不厌细。食饐（yì）而餲（è），鱼馁（něi）而肉败，不食。色恶，不食。臭恶，不食。失饪，不食。不时，不食。

——《论语·乡党》

学习中医
典故
许敬生

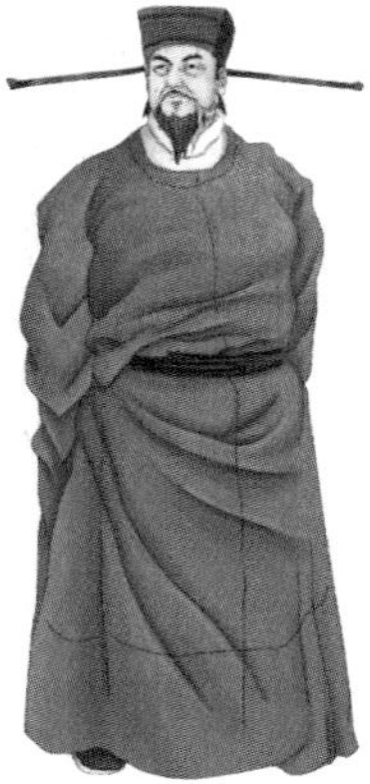

不为良相，愿为良医

范仲淹贫贱之时，曾到神祠里求祷说：“将来能得国相之位吗？”神灵不语。又祷告说：“不能得相位，愿为良医。”神灵也不应。随之，范仲淹感叹道：“不能给百姓谋取利益，施行恩泽，这不是大丈夫平生的志向。”一天，有人对范仲淹说：“大丈夫立志做国相，理所当然；而良医这样的技艺之类，您为什么倾慕于此？岂不是失于地位低下吗？”范仲淹说：“能恩及天下百姓的，当然国相是可以如此；然而，当不能得相位时，能施行救助人民，为天下谋取利益志向的，没有什么能比得上良医了。果真能当良医的话，对上用来治疗国君和父母双亲的疾病，对下可用来救治百姓的病痛，中间用来保养身体，长久健康。处下位而能恩及天下百姓的，除去那良医，则没有这样的事。”

出自宋 · 吴曾《能改斋漫录》

本文记述了范仲淹年轻时“不为良相，愿为良医”的抱负。一个人在为官时，能恩泽于民；不为官时，能行救人利物之心，并把二者统一于一身，则实在不易。“不为良相，愿为良医”早已成为中国古代医家的格言。范仲淹之前的华佗、张仲景如此，之后的李杲、朱丹溪、李时珍、张介宾等许多杰出的医家亦如此。

春游 洛阳龙门

芳菲始盛三月天，畅游龙门石窟间。
九天皓月润文采，千古名胜壮江山。

JIANKANG MINGYAN
健康名言

是以嗜欲不能劳其目，淫邪不能惑其心，愚智贤不肖，不惧于物，故合于道。所以能年皆度百岁而动作不衰者，以其德全不危也。

——《素问·上古天真论》

中医与
中药
侯士良

春月养生

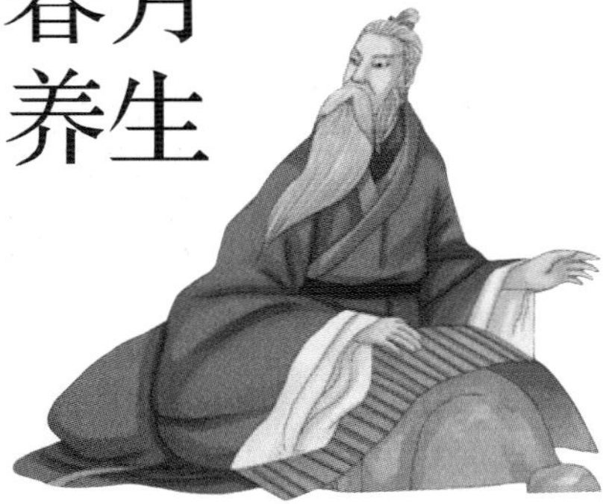

春季的三个月，谓之发陈，是推陈出新、生命萌发的时令。天地、自然都富有生气，万物显得欣欣向荣。此时，人们应该入夜即睡眠，早些起床，披散开头发，解开衣带，使形体舒缓，放宽步子，在庭院中漫步，使精神愉快，胸怀开畅，保持万物的生机。不要滥行杀伐，多施与、少敛夺，多奖励、少惩罚。这是适应春季的时令，保养生发之气的方法。如果违逆了春生之气，便会损伤肝脏，提供给夏长之气的条件不足，到夏季就会发生寒性病变。

出自《素问·四气调神大论》

春季是推陈出新、万物生发的季节。根据“顺四时而适寒暑”的养生原则，人要适应春季的气候，调摄精神和起居，保养生发之气，这就是春季的“养生之道”。

夜过图书馆阅览室

一抹灯光照满室，一缕书香醉书痴。
一片净土阅读地，一捧情怀心相知。

JIANKANG MINGYAN
健康名言

知者乐水，仁者乐山；知者动，仁者静；知者乐，仁者寿。

——《论语·雍也》

生病起于过用
冯明清

师徒情深

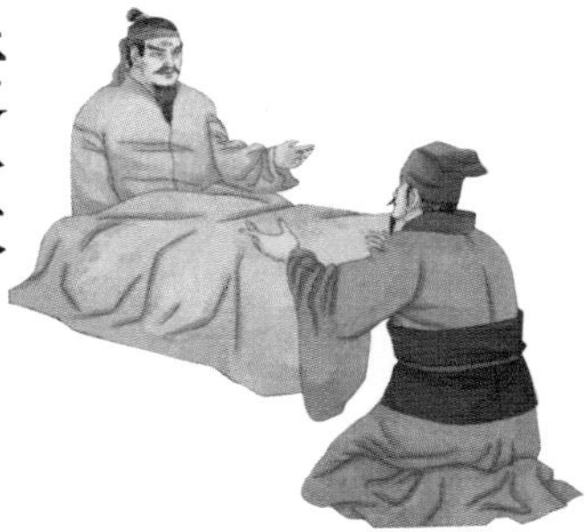

经友人介绍，罗天益拜李东垣为师学医，日用饮食，全依赖李东垣。罗天益学习了三年，李东垣赞扬他持久不倦的学习精神，并给他二十两白银，说："我知道你家里生活很艰难，恐怕你思想动摇，半途而废，可用这些银两供妻子、儿女生活。"罗天益竭力推辞不接受。东垣先生说："我把比钱重要得多的学问全都给你了，对此尚且不吝惜，何况这点儿小钱呢？你不要再推辞了。"东垣先生所期望的事情可想而知了。临终前，他把一生所写的书清检校勘分卷装函，按类编排，摆列在书案上，嘱咐罗天益说："这些书籍交给你，不是为你罗天益和我李明之，而是为了天下后世人。希望你谨慎保存，千万不要让这些书湮没于世，要把它们推广使用。"

出自明·李濂《医史·东垣老人传》

为了传扬医学大道这个共同的理想，使李东垣和罗天益走到一起而成为亲密的师徒。老师这种刻骨铭心的教诲，让罗天益终生难忘。后来，罗天益没有辜负恩师的期望，在医学上取得了显著成就，有《卫生宝鉴》等名著传世。

JIANKANG MINGYAN

健康名言

孔子曰："君子有三戒：少之时，血气未定，戒之在色；及其壮也，血气方刚，戒之在斗；及其老也，血气既衰，戒之在得。"

——《论语·季氏》

内伤脾胃，百病由生

冯明清

神州抗疫

万物蓄势迎春景，天地变色肆疫情。
指点江山诗晴日，神州抗灾风雷鸣。

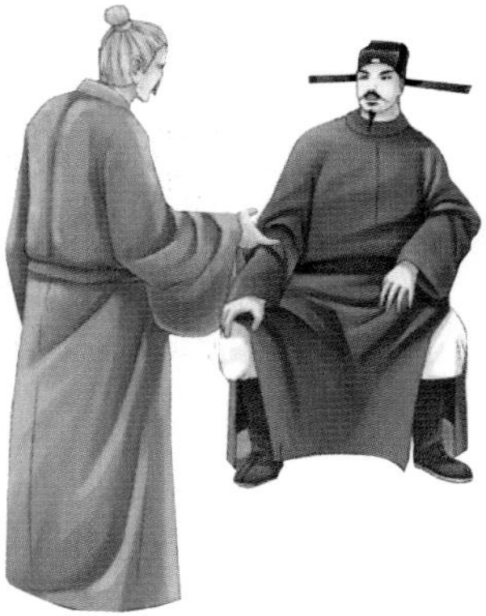

感冒豁宿

沈括在《梦溪笔谈》中说：馆阁每夜轮校书官一人值宿当班，如有事不能值班，则空其夜，称作豁宿（即免宿）。按成例，豁宿不得超过四次，遇到豁宿，在登记簿名下写明“肠肚不安，免宿”。所以戏称馆阁值班登记簿为“闹肚子登记簿”。我为了太学诸生请假外出住宿，便在前廊放置一簿，写作“感风”。那么，“闹肚子登记簿”，可改为“感冒风寒登记簿”了。

出自宋·陈鹄《西塘耆旧续闻》

本文讲述的是一个让人忍俊不禁的故事。原来“感冒”这个词并不是源自医家，而是来自官场。馆阁需要官员轮流值班，但并不是所有的人都情愿去值班的，有些人总是以小病为借口开溜，通常请假总以“肠肚不安”为理由。经常用这个理由太滥了，于是有人别出心裁找新的借口，想出一个新词叫“感风”，意思就是感冒是因风寒侵袭，使身体不适，故需要外宿。到了清代，“感冒”一词就更受官员们的青睐，成了官员请假时最常用的托词。

JIANKANG MINGYAN

健康名言

祸莫大于不知足，咎莫大于欲得。故知足之足，常足矣。

——《老子》

冬晨听雪

飘飘落落花晶莹，轻轻扬扬路寂静。
洁白无瑕尘不染，聆听天曲飞雪声。

中医治疗糖尿病之一
袁占盈

养生三患

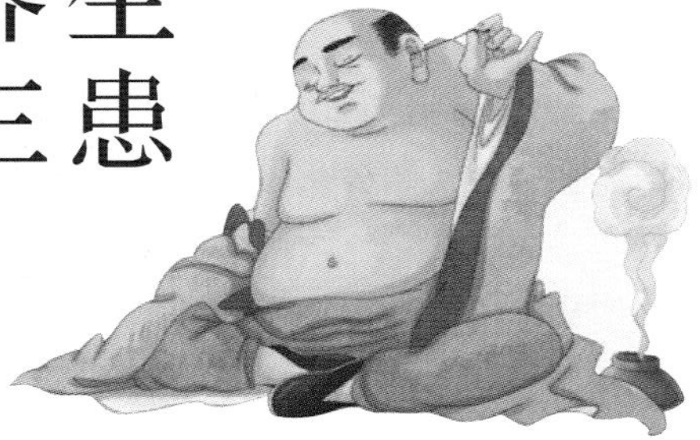

富贵却不懂得养生之道，正足以成为病患，还不如贫贱。贫贱之人要获得物质很难，即使想要过度享受，又从哪里得到呢？那些富贵者出门就乘车，进门就坐辇，一味追求骄逸享乐，人们称这些车辇为招致痿蹶的关键；对肥肉美酒，一向只求尽力享受，人们称之为腐烂肠胃的食物；对美貌女子，淫靡之音，一贯沉溺淫乐，人们称之为砍伐性命的斧头。这三种祸患，都是由富贵招致的。所以古代有不愿意富贵的人，是由于重视生命的缘故。这不是为了夸耀轻视富贵的虚名，而是为了得到养生延寿的实效。那么，上述道理就不可不明察了。

出自《吕氏春秋·本生》

原文中把好逸恶劳比作“招蹶之机”；把恣食“肥肉厚酒”比作“烂肠之食”；把沉溺于声色比作“伐性之斧”。明确指出这是养生的“三患”，而导致这“三患”的原因，正是“富贵之所致也”。发人深思，不可不察。养生“三患”这三个形象的比喻，曾被后人广泛引述。如汉代枚乘的《七发》，宋代大文豪苏东坡的《自戒》诗，都是由此化裁而来。

整理
古医籍感怀

鸿宝金匮觅故释，青囊绿帙著新词。
摇首蹙眉为一字，雕肝琢肾有谁知？

JIANKANG MINGYAN
健康名言

纯粹而不杂，静一而不变，淡而无为，动而以天行，此养神之道也。

——《庄子·刻意》

中医治疗糖尿病
之二
袁占盈

范彬救危

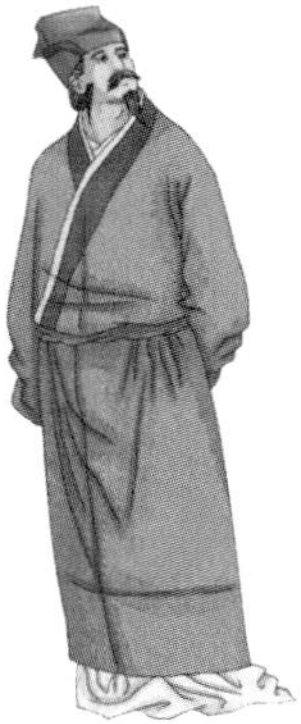

范彬，其家世代以行医为业，他在安南陈英王的太医署里任太医令。经常竭尽家资购置药品和粮米，遇有孤苦贫寒的病人，便让其住在家中，并供给医药粥饭，予以治疗。即使病人有脓血淋漓不断，也丝毫不嫌弃避忌。某一天，有人敲门急请出诊，说：“我家妇人突然发生血崩，血流如注，面色越来越青。”范彬听说，急忙前往。刚出大门，陈英王派人来到说，宫中贵人，病发寒热，唤他入宫治疗。但范彬说，此病不急，有民妇生命危在顷刻，需要他立刻救治。范彬不顾宫中使者的怒斥及个人性命安全的威胁，置君臣之礼和个人生死于不顾，依然去抢救民妇，并将民妇救活。后范彬来拜见陈英王。陈英王责问他，范彬脱帽谢罪，并说明抢救民妇的情况及自己内心的真实想法。陈英王高兴地说：“您真是位好医生，既有高明的医术，又有仁爱之心，以此来体恤我的百姓，实在符合我的心愿啊！”

出自明 · 黎澄《南翁梦录 · 医善用心》

身为王府医官的范彬“既有善艺，又有仁心”，始终体恤黎民百姓的苦难。在危急时刻，能置个人生命于不顾，打破“人臣之礼”，先救民妇之危，后治贵人之疾。这种高尚的医德，令人钦敬，值得发扬。而陈英王不拘常礼，深明大义，也难能可贵。

观书法展

胸罗山岳蕴沧桑，笔走龙蛇颂华章。
草木凝声书有味，云霞雕色诗生香。

JIANKANG MINGYAN
健康名言

吹响呼吸，吐故纳新，熊经鸟申，为寿而已矣。

——《庄子·刻意》

皮肤过敏可能是紫癜
丁　樱

小大方圆

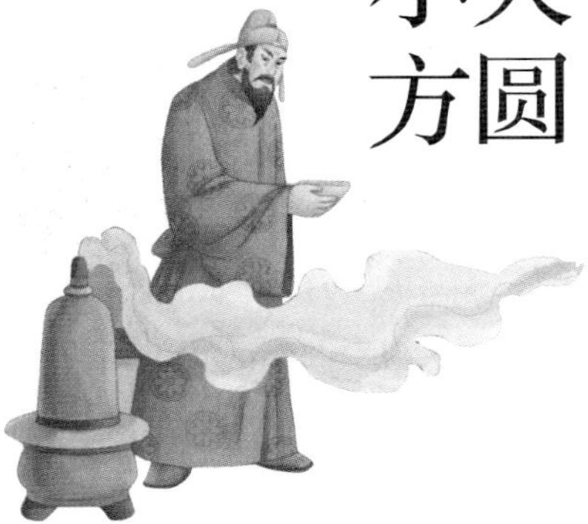

唐代名医孙思邈说：作为医生，在具备胆量的同时还要谨慎小心，考虑问题要周详并随机应变，行为举止要端正，洁身自好。《诗经》说：如在万丈深渊之侧站立，如同在结了一层薄冰的河面上行走，说的就是要心细；《诗经》说：勇敢英武的军人，是王侯将相的守护捍卫者，说的就是胆量大；《左传》说：不会因为物质利益而扭曲意志，不会因为道义的问题而心生惭愧，说的就是行为端正；《易经》说：看到事物发生变化，就要跟着随时做出调整行动，不能终日坐等，说的就是考虑问题要周详并随机应变。

出自《旧唐书·孙思邈传》

小大方圆，是孙思邈所说的“心欲小、胆欲大、行欲方、智欲圆”的缩写，强调一个高明的医生应当心细胆大、行为端正、思虑周密，早已成为中医常用成语，多被后人引用。如明代大医张介宾在《病家两要说》一文中说：“然必也小大方圆全其才，仁圣工巧全其用。”其中“小大方圆”即取此义。

惊蛰夜半读诗

惊蛰听雷初春日，夜半读诗正酣时。
寒气袭衣身不觉，书香暖心我自知。

JIANKANG MINGYAN
健康名言

夫良药苦于口，而智者劝而饮之，知其入而已己疾也。忠言拂于耳，而明主听之，知其可以致功也。

——《韩非子·外储说左上》

中医调理
小儿遗尿
丁　樱

袖银治疾

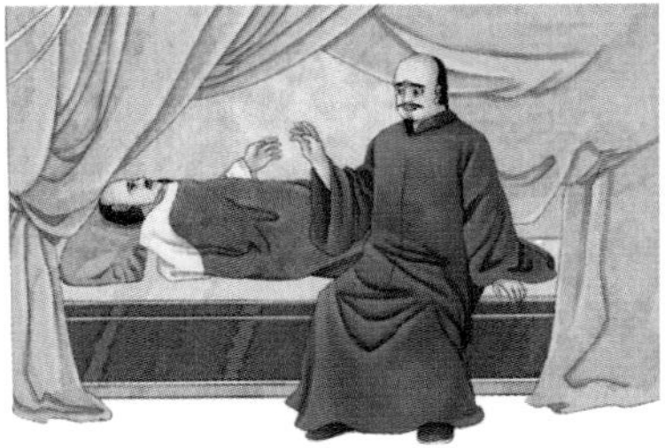

清代名医唐介庵有一邻居，依靠手艺谋生，积攒了十两银子，时常放在睡觉的地方。一天，他忽然发现银子不见了，于是卧病在床。请医用药，终无效果。唐介庵先生得知其内情，便在衣袖里带十两银子，趁诊脉之机，暗地里放置在病人的枕席间。第二天早上，病人发现银子还在，喜出望外，病随即痊愈。后来人们都知道这是唐介庵先生做的好事，病家把钱还给他，而他始终没有让人感恩报德之心。

出自清·黄退庵《友渔斋医话》

《素问》云："忧伤肺，喜胜忧。"这位手艺人丢失了辛苦积蓄的银两，忧思成疾。唐介庵"袖银如数，诊脉时潜置于枕席间"，使病人失而复得，喜悦而病愈。这正是"喜胜忧"的结果。值得称赞的不只是唐介庵先生的高妙医术，更是他那做好事而始终没有让人感恩报德的高尚品质。

迎春曲

风柔气新土松软，水润枝绿燕呢喃。
自古景色随人意，心有芳菲永春天。

JIANKANG MINGYAN

健康名言

凡食之道，无饥无饱，是之谓五藏之葆。口必甘味，和精端容，将之以神气。百节虞欢，咸进受气。饮必小咽，端直无戾。

——《吕氏春秋·尽数》

儿童如何避免得
干眼症
吕海江

薏苡明珠

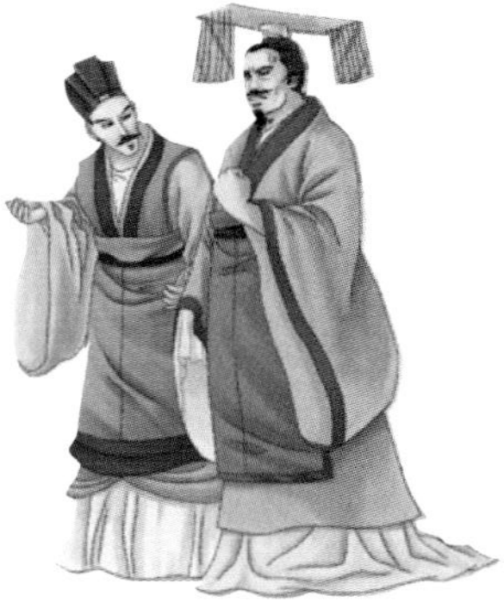

东汉马援将军在交趾郡平乱时，由于这一带瘴气熏蒸，水土不服，马援常让军士服食薏苡仁，用此能轻身省欲，以胜瘴气。南方薏苡仁大，马援想以此作种子，引种中原。后来，马援平息了叛乱，振旅还京，遂载一车，运抵京师。当时有人认为是南方珍奇宝物，权贵皆望之。因马援此时正受宠，所以也没有听到谁说什么。等到马援死后，有人上书进谗言，说以前从南方所载回的一车，全是宝珠珍犀，马援窃归己有。小人马武和於陵侯侯昱等皆以此彰显夸言其状，皇帝听了更加愤怒。马援的家人闻讯，惶惧不安，竟不敢葬马援于祖茔。仅买城西数亩地暂时草草埋葬了事。宾客故友也无人敢前往吊会。

出自《后汉书·马援传》

薏苡仁是一味常用的渗湿健脾药物，入药的历史很长。《神农本草经》把它列为上品，称其主筋急拘挛不可屈伸、风湿痹、下气，久服轻身益气。别名薏米、米仁、感米、菩提子、益米等。东汉伏波将军马援从交趾引种优质薏苡仁，本出好“意”，谁知竟遭人诬陷。天大之冤，实在让人感慨不已！这就是历史上的“薏苡之谤”。后世作品中又有“薏苡明珠”“薏苡之冤”“薏苡冤”“薏苡谤”“薏苡谗”等多种说法。

新春曲

新春鸟语啭千声，三月杨花飞九重。
柳叶娥眉共争绿，人面桃花齐映红。

JIANKANG MINGYAN
健康名言

使生不顺者，欲也，故圣人必先适欲。室大则多阴，台高则多阳。多阴则蹶，多阳则痿，此阴阳不适之患也。

——《吕氏春秋·重己》

诊脉惊帝

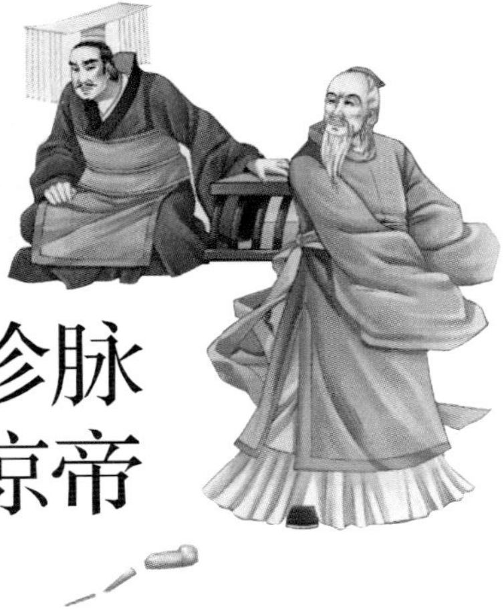

东汉和帝时，郭玉任太医丞，治病多有疗效。和帝感到他的医术很神奇，就试着让手腕长得美的后宫宠臣与宫女混杂置身在帷幕里，让郭玉分别诊察宠臣和宫女各一只手的脉象，问病人患病的情况。郭玉诊脉后说："左手是阳性脉，右手是阴性脉，脉象有男有女，其形状好像是性别不同的人。我怀疑其中有缘故。"和帝听后感到惊讶，连声赞叹称好。

出自《后汉书·方术列传》

东汉名医郭玉神奇的诊脉技术，使皇帝感到惊讶，连声"叹息称善"。这一故事曾在民间广为流传。据说清代乾隆皇帝也曾用此法测试当时的名医黄坤载，坤载以"龙得凤脉"而惊走，其神妙脉法，深受乾隆的赏识。

健康名言
JIANKANG MINGYAN

夫耳目鼻口，生之役也。耳虽欲声，目虽欲色，鼻虽欲芬香，口虽欲滋味，害于生则止。在四官者不欲，利于生者则弗为。由此观之，耳目鼻口不得擅行，必有所制。

——《吕氏春秋·贵生》

月经不调的预防
庞玉琴

校园晨曲

夜月一帘梦，春风十里情。
晨曦润花露，满园读书声。

桐叶催生

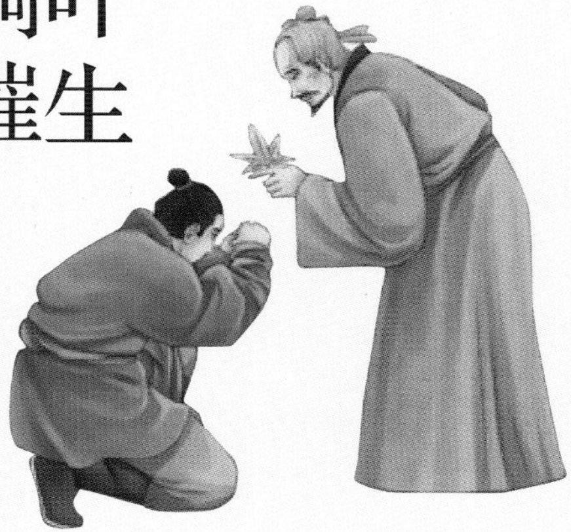

滑寿，字伯仁，晚号樱宁生，自幼灵敏好学，攻习文词，后精医学。他给人治病，不拘泥古方书，而是根据病情灵活立方，用药无不显效。有一年秋天，苏州一些做官的人，邀请滑寿先生同游虎丘山。有一富家孕妇难产，想拉他回家诊治，同游的人们不让他走。这时滑寿先生走到石台阶上，正当一片梧桐叶落地，于是他拾起来交给病家说：“拿回去赶快用水煎梧桐叶做汤喝下。”游山的人们还没有坐下宴饮，病家回来说小儿生下来了。同游的人都惊奇地询问滑寿此方出于何书，滑寿先生说：“医就是‘意’的意思，以意度之，哪有一定之方啊。凡妇女怀孕，超过十个月临产，是气虚的缘故。梧桐叶得金秋肃降之气而落，煎汤借其肃降之气以辅助产妇之正气，产妇正气足了，哪有不顺利生产的道理呢？”

出自明·许浩《复斋日记》

秋气肃降，万物凋零。滑寿借用梧桐叶得金秋肃降之气而催产。其用之妙，让人叹服。而后人用“桐叶催生”有不效者，是因为脱离了特定的时间和环境，即“非其时也”。

JIANKANG MINGYAN

健康名言

天生人而使有贪有欲。欲有情，情有节。圣人修节以止欲，故不过行其情也。

——《吕氏春秋·情欲》

慢性萎缩性

胃炎的防治

王国斌

春入校园

一缕春风轻拂面，满园桃李笑逐颜。

酿春为酒真醉人，剪云成诗惊华年。

叶薛结怨

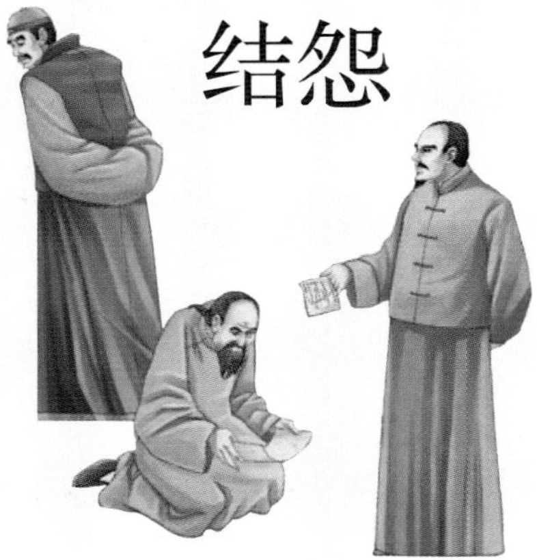

清代乾隆年间，苏州一带疫病大流行，当地政府设置医局以免费救治贫苦百姓，当地所有名医每天必去应诊一次。有一打更的人，身面浮肿，浑身发黄，前来医局求医。薛生白先生先诊其脉，断为不治之症，摆了摆手说："你这水肿病已经很重了，不好治了。"更夫出门，正巧碰上叶天士来到，叶天士在轿中远远看见便问道："你不是那位打更的人吗？你这病是燃烧柴薪熏蚊时受毒所致，服两剂药就会好的。"说罢立即给他开了药方。薛生白见此情景，大惊失色。后来因忌妒叶天士，把书房改为"扫叶庄"三字。叶天士听说后，就把自己的书房改名"踏雪斋"。叶、薛二人都是名医，而互相排挤，乃始于此。

出自清·陆以湉《冷庐医话》

叶天士和薛生白结怨，及"扫叶庄""踏雪斋"之举，是否确有其事，也可能是人云亦云之讹传，姑且不去考究。三国时曹丕在《典论论文》中说过："文人相轻，自古而然……斯不自见之患也。"所谓"不自见"即不能正确对待自己。那么，怎样才能避免这种毛病呢？曹丕又说，只有"审己以度人"，才能正视自己的短处，发现别人的长处。医生之间，不也是同样道理吗？

JIANKANG MINGYAN

健康名言

天生阴阳、寒暑、燥湿，四时之化，万物之变，莫不为利，莫不为害。圣人察阴阳之宜，辨万物之利以便生，故精神安乎形，而年寿得长焉。

——《吕氏春秋·尽数》

治疗慢性萎缩性胃炎的良方

王国斌

金水河春景

绿柳戏花绣草坪，纸鸢随风遨太空。
一树芳华醉人意，两岸飞鸟天籁声。

缇萦救父

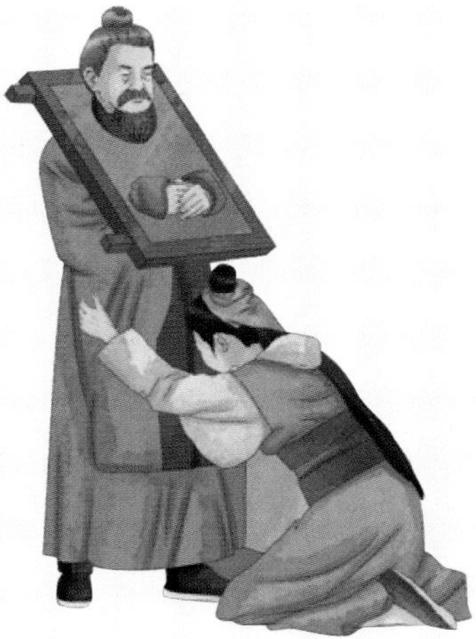

汉文帝四年（前 176 年），有人上书控告名医淳于意，按照刑律，所犯之罪应当向西押送到长安去。淳于意有五个女儿，她们都跟着哭泣。淳于意很生气，骂道："生了你们这些女孩子，不生男孩，紧急之时没有可使唤的！"在这时，小女儿缇萦为父亲所说的话而感到悲伤，就随父西行。她向皇帝上书说："我的父亲做官，齐国人称赞他廉洁正直，如今犯了罪依法当处肉刑。我痛感死了的人不能复生，受肉刑的罪人肢体不能再接续，即使想改过自新，也没有可以遵从的途径，最终也不能实现愿望。我要求入朝为官婢，以赎父亲的肉刑之罪，使他能改过自新。"此书被皇上闻知，汉文帝为她的孝心所感动。这一年也就废除了肉刑。

出自《史记·扁鹊仓公列传》

少女缇萦，为救父冒险上书皇上，言辞有理有节，情真意切，终于打动了皇上。不仅救了父亲，还促使天下废除了肉刑，成就了一段佳话。

冬雪

白雪缠树添素雅，黄叶恋枝帆繁华。
只盼来年春风起，再展芬芳秀万家。

JIANKANG MINGYAN
健康名言

五色令人目盲，五音令人耳聋，五味令人口爽，驰骋畋猎令人心发狂，难得之货令人行妨。是以圣人为腹不为目，故去彼取此。

——《老子》

四季饮茶
有区别
段振离

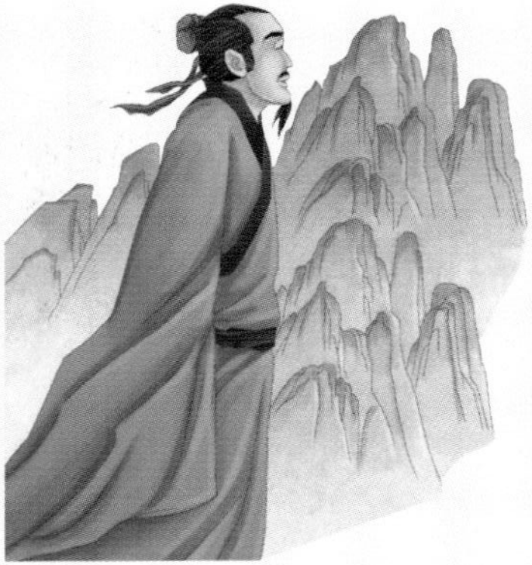

神圣工巧

《难经》说：通过望诊而知道疾病的称作神，通过闻诊而知道疾病的称作圣，通过问诊而知道疾病的称作工，通过切脉而知道疾病的称作巧。医经上说：根据外部症状能察知其疾病的称为圣，内有病而症状未显现于外，此时能诊知其疾病的称为神，也是这个意思。

出自《难经·六十一难》

神圣工巧，也称仁圣工巧，就是通过望、闻、问、切四诊，来综合患者各方面的情况，从而确定诊断治疗。这是中医诊治疾病的关键之一，也为常用成语。早在《素问·至真要大论》中已有“犹拔刺雪污，工巧神圣”之语，意思是希望如拔刺洗污那样方便，能正确地运用诊察技巧。而详细说明“神圣工巧”含义的，还是《难经·六十一难》。之后，医家引用均取《难经》之义。

绿城染翠

蓝天朝霞妆绿城，殷商古韵荡春风。
千树梧桐尽染翠，万丛月季正绽红。

JIANKANG MINGYAN
健康名言

今时之人不然也，以酒为浆，以妄为常，醉以入房，以欲竭其精，以耗散其真，不知持满，不时御神，务快其心，逆于生乐，起居无节，故半百而衰也。

——《素问·上古天真论》

春季防病，
防风通圣
赵　坤

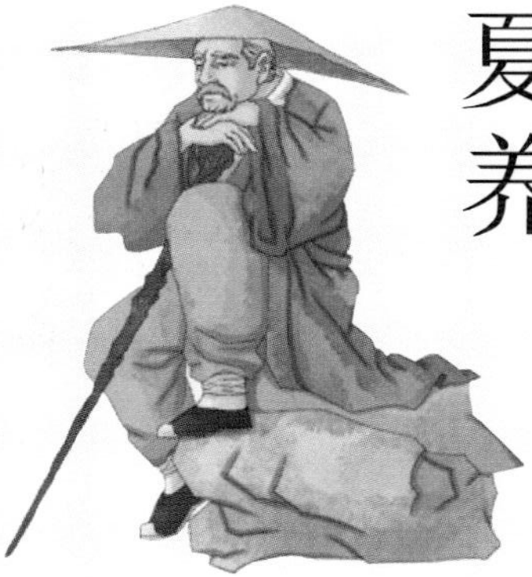

夏月养长

夏季的三个月，谓之蕃秀，是自然界万物繁茂秀美的时令。此时，天气下降， 地气上腾，天地之气相交，植物开花结实，长势旺盛。人们应该在夜晚睡眠，早早起身，不要厌恶长日，情志应保持愉快，切勿发怒，要使精神之英华适应夏气以成其秀美，使气机宣畅，通泄自如，精神外向，对外界事物有浓厚的兴趣。这是适应夏季的气候，保护长养之气的方法。如果违逆了夏长之气，就会损伤心脏，提供给秋收之气的条件不足，到秋天容易发生疟疾，冬天再次发生疾病。

出自《素问·四气调神大论》

夏季万物长势旺盛，繁茂秀美。根据“顺四时而适寒暑”的养生原则，人应适应夏季气候，调摄精神起居，保护长养之气，这就是夏季的“养长之道”。

健康名言

JIANKANG MINGYAN

夫上古圣人之教下也，皆谓之虚邪贼风，避之有时，恬淡虚无，真气从之。精神内守，病安从来？

——《素问·上古天真论》

养生

先养心

韦大文

寄幽兰

幽兰清馨香袭人，素心养兰为求真。

虽有百花争艳趣，独把芬芳付与君。

医不贪色

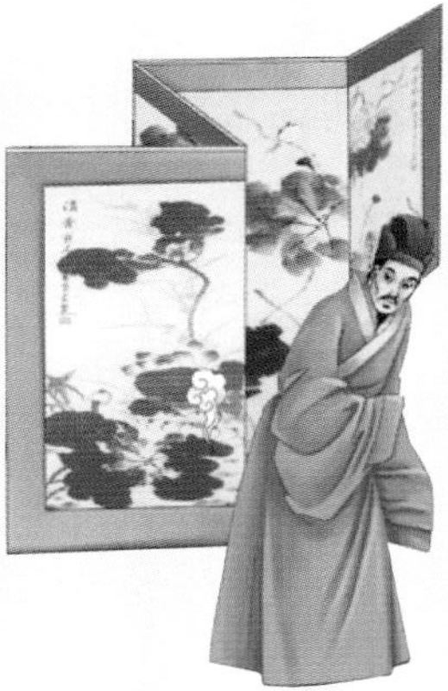

宋宣和年间，有一位读书人，患病数年，多方治疗不愈。有位名叫何澄的人，精通医术。患者之妻把何澄请到家中，领到内室，对他说：我因丈夫患病日久，家产典卖已尽，无法支付医药费用，情愿以我的身体酬谢您。何澄严肃地拒绝说：少夫人为何说出这等话来？请尽管放心，我当尽力为你丈夫调治，使他获得痊愈，切不可以这样的行为来污辱我。万一让外人知道了，不只是使我的治疗无效，即使没人来惩罚，也一定有鬼神谴责我。经过治疗不久，她丈夫的病痊愈了。

出自南宋·张杲《医说·卷十》

何澄能在病家贫困急迫而甘愿以身相酬的时候，保持节操，不贪色欲，且不辞劳苦，一心调治，这种医德风尚，体现了一个医生真正的本色。

JIANKANG MINGYAN
健康名言

甚爱必大费，多藏必厚亡。故知足不辱，知止不殆，可以长久。

——《老子》

胸有山水

踏歌而行追梦想，桃源空蒙路迷茫。
志存高远春常在，胸有山水自芬芳。

夏季宜食
苦瓜
段振离

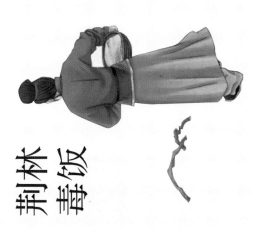

荆林毒饭

单县有一个农民在田野耕作，一天他的妻子给他送饭，他一吃完就死了。公婆认为这是媳妇有意害死的，就向官府告状。那妇女经受不住拷打，就含冤认罪而入狱。正好有个姓许的到山东来做官，查到这个妇女的案件时，觉得有问题，便说："夫妻相爱，相守到老，这是人们最美好的愿望。即使她要用毒药杀死丈夫，也是在非常秘密的情况下行计，怎么会把毒药放进饭里，又亲自往田里送饭而毒死丈夫呢？"于是就问她送的是什么饭食，沿途经过哪些道路。妇女说："送的是鱼汤米饭，从荆林经过，没有别的什么情况。"许某就买鱼做饭，把荆花投放进去，然后让猪和狗来吃，试验结果，没有一个不死的。至此，妇女的冤案才得以申雪。

出自南宋·宋慈《洗冤集录·卷三》

这是宋代著名的法医专家宋慈给我们讲述的一个断案故事。如果不是那位姓许的官员知识渊博，且深入实际，调查研究，恐怕那位农民的妻子早就成为刀下的冤魂了。不仅如此，这则故事还向人们提出了一个值得注意的问题，即食物的禁忌。由此又可推及药物的禁忌，发人深思。

禅茶一味意悠远

天南海北聚嵩山，千年古刹人声繁。
高峰论道品茗趣，禅茶一味意悠远。

JIANKANG MINGYAN
健康名言

夫四时阴阳者，万物之根本也，所以圣人春夏养阳，秋冬养阴，以从其根。

——《素问·四气调神大论》

暑热交争，
祛湿当行
琚　玮

锡饧不辨

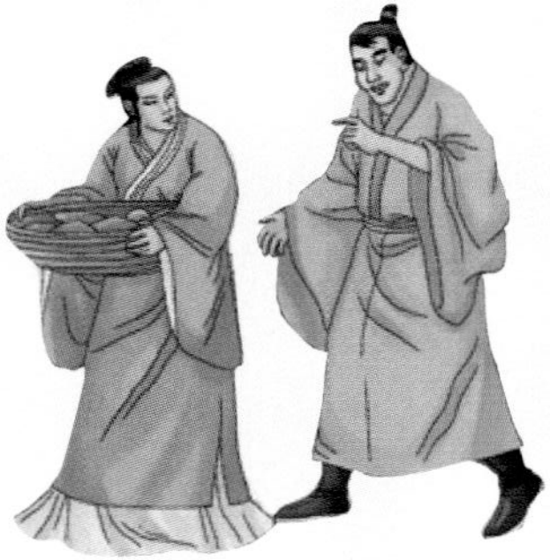

金华戴元礼是明代初期的名医，有一次被朝廷召回南京，曾见一医家，求医的病人拥塞门庭，他忙得应酬不过来。戴元礼心想，这个医生必定技术精湛，于是就对此注意观察。他看到全是按照古代成方定剂，并没有什么与众不同的地方，戴元礼离开后仍心存疑惑。次日，他又前往那个医生门前进行观察。偶然发现一人求药后已离去，医生又追上告诉他说：“临煎药的时候放一块锡。”然后挥手把病人打发走。戴元礼对此感到非常诧异，左思右想没有加锡块的煎药法，于是特意去找该医生询问其中的缘由。医生回答说：“这是古方的规定。”戴元礼求得那古方书，却原来是“糖”的古字“饧”字。戴元礼当即为此做了纠正。应小心这种不辨“锡”“饧”就开方用药的医生。

出自明·冯梦龙《古今谭概》

这则故事在清代陆定圃《冷庐医话补编》中也有记载。文中的所谓“名医”，竟然把“糖”的古字“饧”当作“锡”，确实可笑。那些读书不讲版本，对文义不求甚解，妄加训释的人应当以此为戒。医学乃性命所系，人命关天，岂可一笑了之！试想，那种“锡饧不辨”而错用锡做药引子的医生，则不知误治多少病人矣。世人怎能不谨慎小心呢！

游江南水城
周庄

家家摇橹桨，户户枕河上。流泉拱静桥，宽石托窄巷。
柔波伴垂柳，绿锦绕画廊。沧桑千年镇，还看水周庄。

JIANKANG MINGYAN
健康名言

阴阳四时者，万物之终始也，死生之本也。逆之则灾害生，从之则苛疾不起，是谓得道。

——《素问·四气调神大论》

兵以除暴，药以攻疾

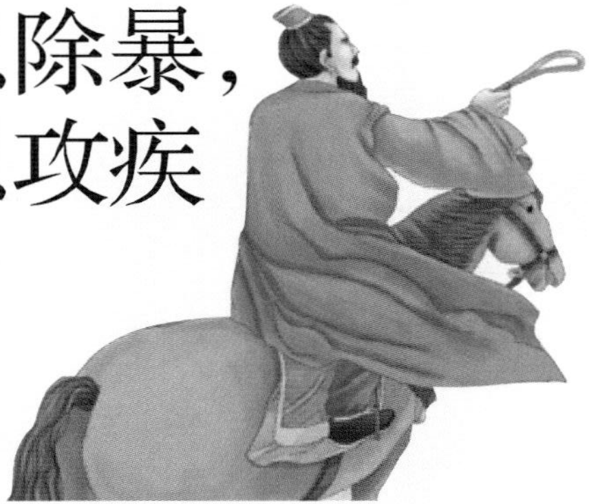

圣人用来保全人民生命的方法，是把谷物作为养料，用果品作为补助的食品，用畜类作为滋补的食物，用蔬菜作为补充食品，而药物则用来治病。因此，即使是甘草、人参，滥用也会招致祸害，都是有毒药物一类的东西。喜好服食丹药的古人，必然会生大病，如同好争斗逞强的人，必然会有大祸。所以，建立军队为的是驱除强暴，不得已然后才动用；设置药物是用来治病的，也是在不得已的情况下才使用。它们的道理是一样的。

出自清·徐大椿《医学源流论·卷上·用药如用兵论》

本文用生动的比喻，说明建立军队是用来驱除强暴的，不得已然后才动用；而设置药物是用来治病的，也是不得已才使用。其道理是相同的。坚决反对滥用药物，因为“虽甘草、人参，误用致害”。这些观点，颇值得借鉴。徐大椿的《用药如用兵论》通篇采用类比的手法，以用兵之道来推论用药之法，阐明了一系列用药治病的原则，别开生面，广为流传。

JIANKANG MINGYAN

健康名言

故智者之养生也，必顺四时而适寒暑，和喜怒而安居处，节阴阳而调刚柔。如是则僻邪不至，长生久视。

——《灵枢·本神》

参观红旗渠

绝壁凿渠十年忙，山崖石缝血汗镶。
千万愚公移山曲，人间天河壮太行。

乳腺、甲状腺
结节的治疗
李中玉

曹医被殴

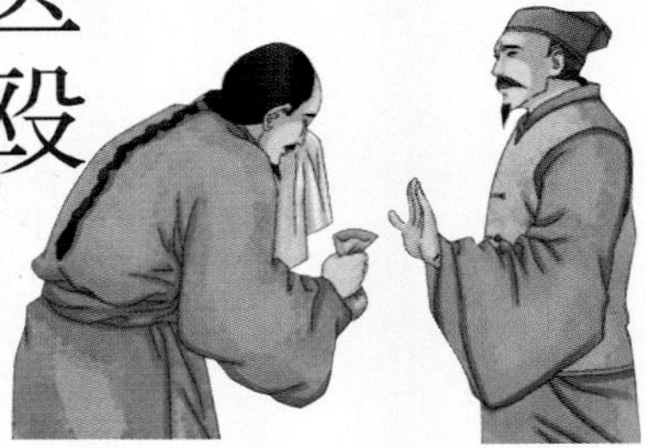

苏州有一姓曹的医生，身材高大魁梧、长着络腮胡子，医疗名声也显著一时，因而高傲自大起来。贫苦人家有病请他时，他常常不去。某富翁有个女儿，待在家中尚未出嫁，因病，富翁派仆人去请曹医生。这仆人素来厌恶曹医生，就欺骗他说：此女已出嫁，现已怀孕好几个月了。根据吴地风俗，大户人家女子多不面见客人，医生诊脉时就从床帏中伸出手。曹医生按其脉后随便地说："这是孕脉。"富翁甚为惊骇。次日，又请曹医生复诊，并使其子伪装成他的女儿让曹医生诊脉，曹医生还说是孕脉。富翁的儿子便撩起床帏，露出下身，愤怒地看着曹医生说："我是个男人，能怀孕吗？欺辱我尚可，欺辱我妹妹是不能原谅的！"随即喊仆人把曹医生殴打了一顿，并用粪汤灌他，叫人剃掉他的胡子，又用妇女化妆的粉笔涂抹他的脸面，然后才放他回家。曹医生回家后闭门谢客，半年不应诊看病，声望很快衰落下去。

出自清·陆以湉《冷庐医话·卷一》

医者，仁术也。唐代名医孙思邈在《大医精诚》中说："省病诊疾，至意深心，详察形候，纤毫勿失。"而这位曹医生诊病，竟然漫不经心，胡言乱语，草菅人命，难免落一个被人殴打，"并饮以粪"的可悲下场。

JIANKANG MINGYAN

健康名言

精神居形体，犹火之燃烛矣。如善扶持，随火而侧之，可毋灭而竟烛。

——东汉·桓谭《新论·形神篇》

先天之本——

肾脏

李郑生

夏日

送老友摄影家

翠叶悠悠荡清风，白云依依伴君行。

折枝垂柳随远去，洗笔新荷书画屏。

千般疢难

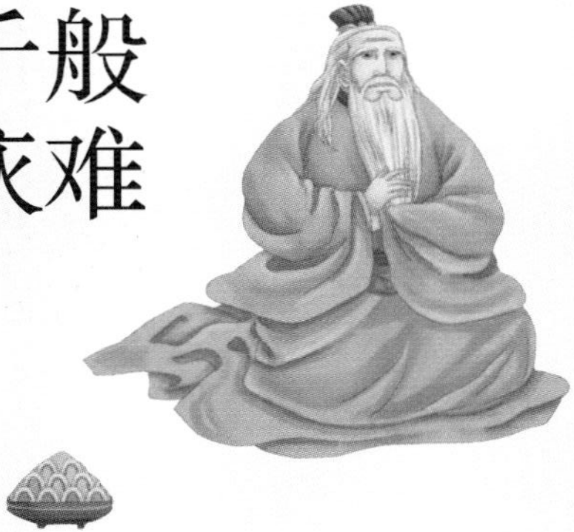

疢病种类多种多样，但究其原因，不外三条：一是经络受邪，传入脏腑，这属于内因；二是体表中了外邪，引起四肢九窍、血脉发生障碍，导致壅滞阻塞，这属于外因；三是房室劳伤，金刃虫兽所伤，这属于不内外因。用这种方法来归纳，一切疢病的病因，都可以概括在内了。如果人能慎重养生，内养真气，外慎风邪，不使风邪侵袭经络，便可健康无病。

出自汉代·张仲景《金匮要略·脏腑经络先后病脉证》

张仲景提出了明确的病因学说：“千般疢难，不越三条”，至宋代陈无择《三因极一病证方论·三因论》一书，把致病原因归纳为“内因”“外因”“不内外因”三种，成了千古名言。张仲景同时强调指出，“若人能养慎”，注重预防，一旦患病，要及时治疗，防止传变，才能保障人身健康。这些论述，直到今天仍有指导意义。

夏日荷趣

晨曦渺渺观藕塘，清风习习送莲香。
荷花亭亭出绿水，碧叶悠悠戏珠忙。

JIANKANG MINGYAN
健康名言

所食之味，有与病相宜，有与身为害，若得宜则益体，害则成疾。

——东汉 · 张仲景 《金匮要略 · 卷下 · 禽兽鱼虫禁忌并治》

后天之本——脾胃
李郑生

除疾之道

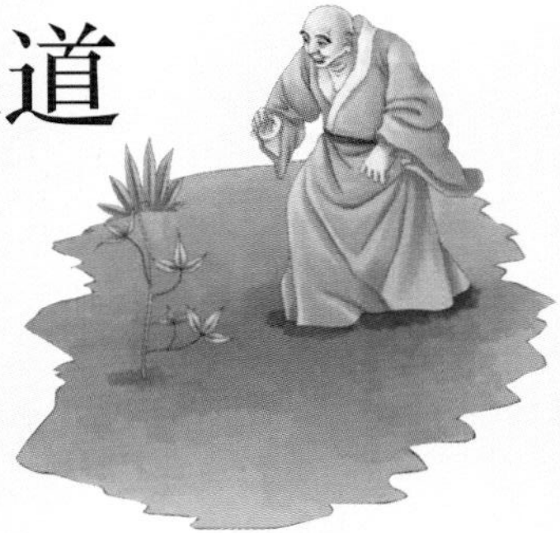

治病除疾的原则是要彻底了解病人的症候表现，询问他的嗜好，探查他得病的根由。观察当时人们所患的疾病是什么，那么就把病人所得病的由来及结果彻底探究清楚了。摸清了病人的情况，对体表的病，可从内脏着手治疗；对上部的病，可从下部救治。辨别清楚病脏的虚实，通晓病脏的母子关系，观察其年龄的老壮，斟酌其病变部位是深是浅，就可制配药剂了。应当验证了药效再用药，没有检验切忌急急忙忙投药。重病的大势已去，余下微势就不适宜再投药去治了。身体高而肥胖的人服药剂量大，瘦而弱的人受药量应当减少。

出自南朝齐·褚澄《褚氏遗书·除疾》

南朝齐褚澄的《褚氏遗书》十篇，是继《黄帝内经》《难经》之后，又一部较早的重要的医学基础理论著作。本文论述了一系列治病用药的原则，诸如“察致疾之由来”“穷其病之始终”，“外病疗内，上病救下”“当验之药，未验切戒急投”，等等，切实可行，对临床颇有指导意义，故受到后人推崇。

夏日晨曲

千重山水绕苍烟，一曲清音调琴弦。
鲜花万朵撩人意，素月一片寄松泉。

JIANKANG MINGYAN
健康名言

善养生者则不然矣。清虚静泰，少私寡欲。知名位之伤德，故忽而不营，非欲而强禁也。识厚味之害性，故弃而弗顾，非贪而后抑也。

——三国·嵇康《养生论》

针灸防治
哮喘
邵素菊

儿号即儿歌

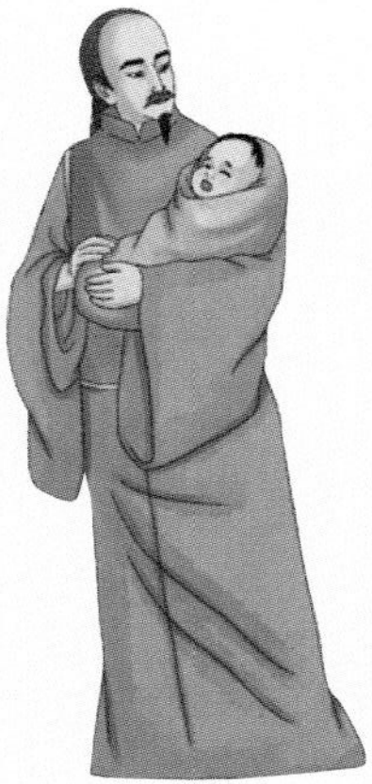

如何对待婴儿的啼哭，清末医家袁开昌曾以“遏号”（即遏止婴儿号哭）为题，论述了育儿之道。他在文中说：谚语说“儿号即是儿歌”。由此可知小儿的啼号，是出于自己不知，自己不明白，没有哪个人让他这样的，这就好像天籁之音一般。岂有把他遏止住的道理！小儿为盛阳之体，阳盛则热，小儿最多的是上火病，借号哭来发泄它，不是没有益处的。而富家做父母的，对小儿号哭反生不忍之心，动不动用食物安慰孩子，而遏止其号哭，于是因郁积结滞等各种病出现。而贫家之子，则听见其号哭，其父母也无暇体恤，这正符合顺通自然和谐之气的最高道理。

出自清·袁开昌《养生三要·贫家有暗合养子之道》

天下的父母都是爱自己的孩子的，但是关于育儿一事，贫家和富家的做法自有不同，而“遏号”就是其中的一个例证。医家袁开昌得出的结论是，贫家的做法往往暗合养子之道。若像富家那样，动不动就用食物安慰孩子，而遏止其号哭，那么“郁滞诸病，从此变生”了。

JIANKANG MINGYAN
健康名言

养生有五难：名利不灭，此一难也；喜怒不除，此二难也；声色不去，此三难也；滋味不绝，此四难也；神虚精散，此五难也。

——三国·嵇康《答难养生论》

“沿皮透刺”治面瘫

邵素菊

月下游武昌古琴台

月色朦胧江水深，琴台漫步思故人。
真想对月歌一曲，谁能为我操古琴？

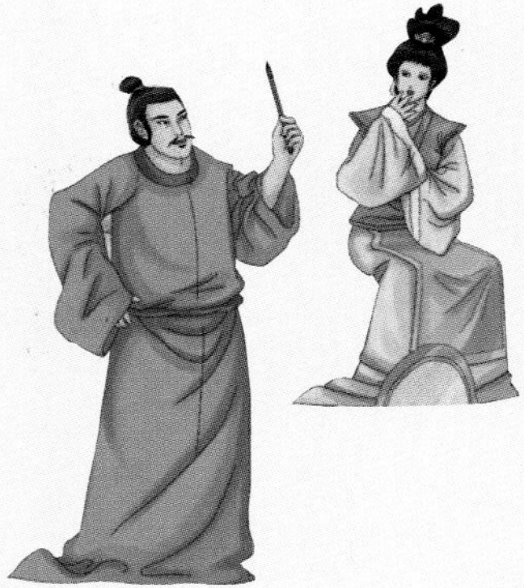

笔针破痈

李王的女儿是公主，得了咽喉痈，饮食不能下咽，就把医官招来。医官说：“须用针刺、刀割才能使痈溃破而愈。”李王的女儿听说用针刀，就大哭不让治。有一民间医生说：“我不用针刺、刀割，只用毛笔头蘸上药点在痈疮上，眨眼之间就能破溃。”她听了很高兴，便让治疗。李王对这位民间医生说：“你如果把公主的病治好了，我一定提升你为翰林医官，还酬谢你三百吊钱。”刚为公主上了两次药，喉痈即破溃，出脓一小杯左右，便觉宽慰舒服，才两天公主的病就好了。李王立即酬谢这位民间医生，并提升其为翰林医官。于是命令他把药方贡献出来，这位民间医生请罪说：“我是把针暗藏在毛笔笔头里，轻轻刺破喉痈，使痈毒消散的呀！”李王听罢，就赦他无罪。

出自唐 · 甘伯宗《名医录》

这位民间医生，采用灵活的治疗方法，笔头藏针，刺破喉痈，巧妙地治愈了病人的病痛，值得效法。宋代张杲《医说》亦摘引此文，文字有出入。

胸中自有五岳峰

闲坐路边观民风，耳闻四海波涛声。
莫道寻常书生气，胸中自有五岳峰。

JIANKANG MINGYAN
健康名言

故修性以保神，安心以全身，爱憎不栖于情，忧喜不留于意，泊然无感，而体气和平。又呼吸吐纳，服食养身，使形神相亲，表里俱济也。

——三国·嵇康《养生论》

嗜食竹鸡

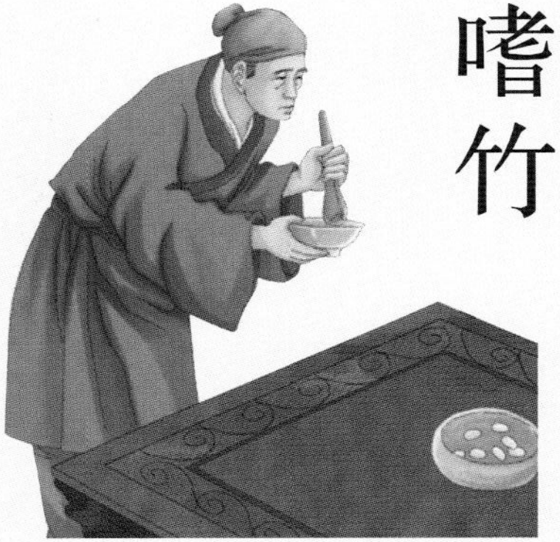

唐代有一富商在船上住宿，半夜暴病，等到清晨，气还未断。船上隔壁房里有位医生，是武陵人梁新，得知后就给富商诊治，诊后说：“这是食物中毒，近三两日内是否在外边吃什么东西了？”富商的仆人说：“主人很少出船，从不在别人那里吃东西。”梁新又问：“平常他好吃什么食物？”仆人说：“好吃竹鸡，每年不下数百只。近来又买了竹鸡，并已进食。”梁新说：“竹鸡吃半夏，一定是中了半夏的毒。”他让人把生姜捣碎拧成汁，撬开病人的牙齿灌入口中，于是病人就苏醒了。

出自宋·孙光宪《北梦琐言》

大凡诊病，必先探病本，然后用药才能中的。梁新凭借他丰富的临床经验和渊博的学识，又通过认真的调查研究，探得病者中毒的原因，是好食竹鸡所致，而竹鸡喜食半夏，久则中其毒。根据姜能解半夏之毒的道理，于是捣姜汁灌之，一举而愈。

JIANKANG MINGYAN

健康名言

欲求长生者，必欲积善立功，慈心于物，恕己及人，仁逮昆虫；乐人之吉，愍人之苦；赒人之急，救人之穷；手不伤生，口不劝祸。

——晋·葛洪《抱朴子内篇·微旨》

缓解失眠的小方法

刘爱华

读史有感

读史三千年，功名过云烟。
悟道九万里，真经在田园。

喻嘉言一针救二命

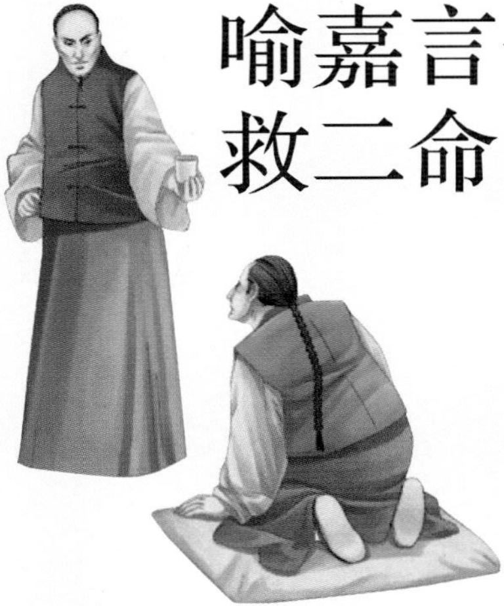

北城以外，有一些破旧的房子。居民大都在这里停放棺材。喻嘉言先生从此路过，突然看见一口好像新停放的棺材，其底缝滴出鲜血。他吃惊地询问邻居，邻居说："刚才某某的妻子死了，把棺材放在这里。"喻嘉言便急忙找到死者的丈夫，告诉他说："你的妻子没有死。凡是人死血色黑暗，活人血色鲜红。我看见你妻子棺底流出的血是鲜红色的，赶快开棺救人！"原来这位妇人因为临产失血过多，昏迷了一天一夜，她的丈夫认为妻子已经死了，就把她殡殓起来。听到喻嘉言这样一说，立即打开棺材。喻嘉言急诊妇人之脉，果然脉息未绝，于是就在她的心胸之间扎了一针，针还未拔出来，就听到呱呱的哭声，婴儿产下了，妇人也得救了。她的丈夫背着妻子，怀抱婴儿，高兴而归。

出自清·高士奇《牧斋遗事》

喻嘉言以产妇棺底滴血鲜红为据，断生死于瞬间，毅然开棺救治，一针救二命，显示了大医的惊人胆识和精湛技艺。当然，文中微妙生动的描述有些夸张，但它反映了人们对苍生大医的景仰之情。

过玄奘故里

执经问难求真典，跋涉西域十七年。
雕肝琢肾不改志，万古云霄一圣贤。

JIANKANG MINGYAN
健康名言

静者寿，躁者夭。静而不能养，减寿；躁而能养，延年。然静易御，躁难将，尽顺养之，宜者则静亦可养，躁亦可养。

——南朝·陶弘景《养性延命录·教诫》

真武汤方证
分析
崔书克

文挚治齐王疾

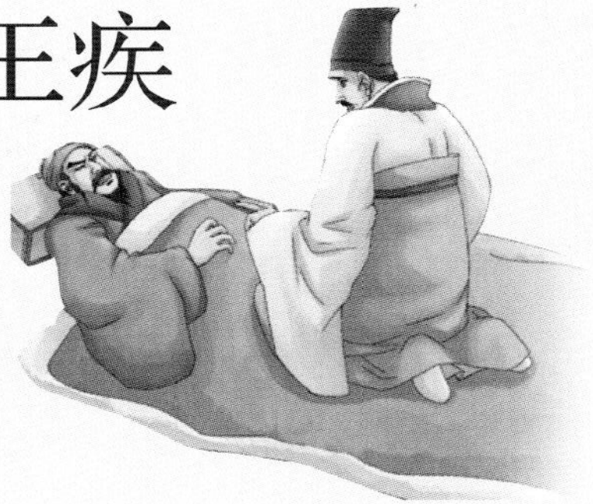

齐湣王（齐王）生了恶疮，派人去宋国迎接文挚来治病。文挚到后，诊视了齐王的病状，对太子说："王的病一定可以治好；但王的病治好后，必定要杀我。"太子说："为什么？"文挚回答说："如果不激怒大王，病就不能治好；如果激怒大王，那么我必死。"太子叩首下拜文挚，强请文挚给齐王治病，并承诺会保护文挚，希望他不要担忧！文挚决定拼着一死为王治病。与太子约定了看病的日期，文挚却三次失约而没有去，齐王本来就非常生气，文挚到后，不脱鞋就上床，又踩着王的衣服，问王的病况，王发怒而不讲话。文挚又出言不恭重重地激怒王，王叱骂而起，病于是就好了。齐王大怒而不悦，将要活活烹煮文挚。太子与王后急忙争辩，但未果。齐王果然用三足鼎活生生地烹煮了文挚。

出自《吕氏春秋·仲冬纪·至忠》

这是用情志疗法治疾的早期病例，给中国医案史上留下了一个心理疗法的典型范例。齐王生恶疮，大概是由于思虑太甚，使气血郁结，结则蕴热，热则肉腐而成痈。文挚用激怒疗法治愈王疾，正符合《黄帝内经》"怒胜思"的原理。而最终文挚被烹煮而死的悲剧，则反映了帝王的残忍和对忠臣的不义。文挚的惨死，成为古代医学史上第一个以身殉职的悲壮事件。

JIANKANG MINGYAN

健康名言

上士别床，中士异被。
服药千裹，不如独卧。

——南朝·陶弘景《养性延命录·御女损益》

如何预防
颈椎病
吴汉卿

夏日
于河滨公园小憩

坐看云起卧观天，笑谈花落望月眠。
凉风拂面人欲醉，我在梦中吟诗篇。

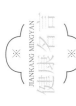

得雨病愈

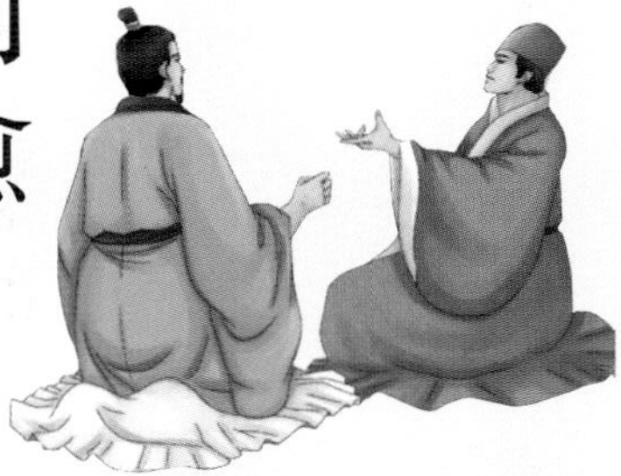

从前一位尊贵的人有病，时值天气一直不下雨。来治病的医生有几十个，都没有什么疗效。最后一个医生来看病，切完脉，就掰着手指计算日子说："某个晚上天一定下雨。"说完就走了，也不讲治病的方法。贵人对此怀疑说："难道说我的病不能治了吗？为什么只讲下雨却不提用药给我治病的事呢？"不久，某个晚上果真下了雨，贵人很高兴，起来在庭院中走动，一直到天亮，疾病就像一下子甩掉了一样全好了。第二天，那个医生来拜见，贵人很高兴，并询问说："先生来诊病时，讲到下雨，如今得到雨，果然病就好了，是什么道理呢？"医生回答说："您的病因忧愁而得。然而我考虑到您又诚信又仁爱，所担忧的是百姓。因天旱而得病，由下雨而病愈，是理所当然的。为什么一定要依靠药物治疗才能好呢？"

出自明·方孝孺《逊志斋集》

俗话说，心病还须心药医。那位贵人患的病是"以忧得之"，天旱不雨，忧虑民生而成疾。医生深知病人之心，诊病切脉之后，并未用药，只按甲子推算说了一句"某夕必雨"，忧遂解，病乃愈。"以旱而忧，以雨而瘳"，何须用药呢？正如文中所说："若是医者，可谓得其道矣。"

JIANKANG MINGYAN

健康名言

食能排邪而安脏腑，悦神爽志，以资血气。若能用食平疴，释情遣疾者，可谓良工。长年饵老之奇法，极养生之术也。

——唐·孙思邈《千金要方·食治》

如何保护人体的
阳气
吴汉卿

夏夜数星

山中流水山水情，风里行云风云涌。
沧海桑田回眸处，我在夏夜数繁星。

秋月养收

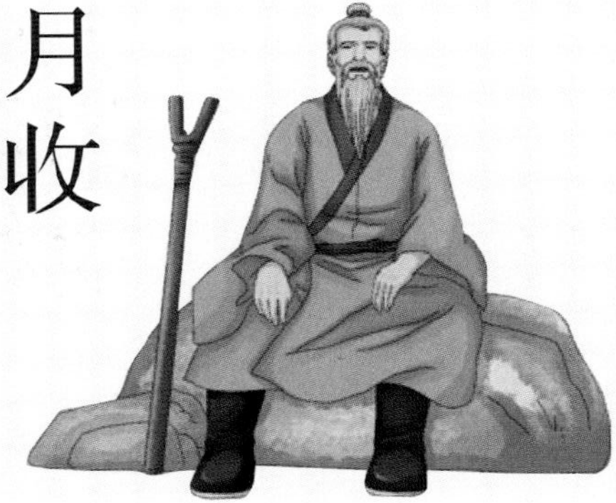

秋季的三个月，谓之容平。自然景象因万物成熟而平定收敛。此时，天高风急，地气清肃，人应早睡早起，和鸡的活动时间相仿，以保持神志的安宁，减缓秋季肃杀之气对人体的影响；收敛神气，以适应秋季容平的特征，不使神思外驰，以保持肺气的清肃功能。这就是适应秋季的特点而保养人体收敛之气的方法。若违逆了秋收之气，就会伤及肺脏，提供给冬藏之气的条件不足，冬天就要发生飧泄病。

出自《素问 · 四气调神大论》

秋气收敛，人与之相应，气机逐渐肃收。根据“顺四时而适寒暑”的养生原则，人应适应秋季气候，调摄精神起居，以随顺秋季的特点，保养机体的收敛之气，这就是秋季的“养收之道”。

一腔幽怀付玉箫

枕流漱石观波涛，一腔幽怀付玉箫。
花香鸟语有禅意，云轻树静乐逍遥。

JIANKANG MINGYAN
健康名言

口中言少，心中事少，
腹里食少，自然睡少。
依此三少，神仙诀了。

——唐·孙思邈《方书》

流水止水

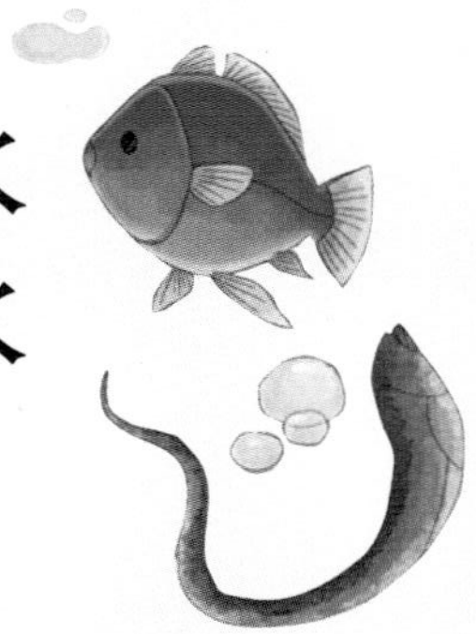

孙思邈《千金方》中讲到“人参汤”时说，必须用流动的水来煮，用静止的水就没有功效。人们大多认为流动的水与静止的水没有差别，沈括曾见到王荆公喜欢放生，每天到市场上购买活鱼，放到江水里无不洋然自得，唯有泥鳅和黄鳝放到江水里马上就会死去，这才知道泥鳅和黄鳝只能处在静止的水中，可见流动的水与静止的水果然有所不同。此外，鲫鱼生长在流动的水里就背鳞白而味道鲜美，生长在静止的水中就背鳞黑而味道粗劣，这也是一个证明。《诗经·陈风·衡门》所说“莫非吃鱼，一定要是黄河的大鳊鱼”，就因为流水中的鱼品质自然不同。

出自宋·沈括《梦溪笔谈·补笔谈·卷三·药议》

沈括的这些记述，意在说明煎药的水质不同，其疗效也相应不同。他通过细致的观察，验证了唐代名医孙思邈在《千金方》“人参汤”中“言须用流水煮，用止水则不验”的记载。明代医药学家李时珍在《本草纲目》的“水部”中，分有“天水类”“地水类”，凡四十三种，并一一说明每种水的功用。真可谓集中医煎药用水之大观。不妨一读。

JIANKANG MINGYAN
健康名言

怒盛偏伤气，思多太伤神；神疲心易没，气弱病相侵；勿使悲欢极，当令饮食均。

——唐·孙思邈《养生铭（摄生咏）》

秋季肃杀，润肺为佳
琚 玮

游敦煌 月牙泉

茫茫沙海广袤天，青青绿水月牙泉。
惊问神泉何处来，疑是天池坠人间。

丝瓜换韭

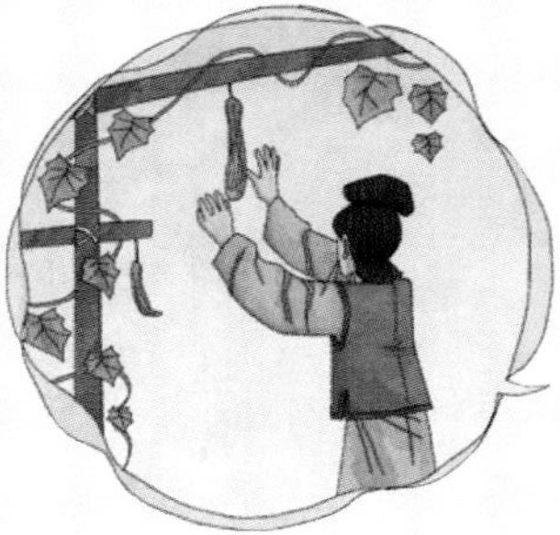

有一户人家招待客人吃饭，席间谈起丝瓜痿阳，不如韭菜壮阳。过了一会儿，主人呼叫添酒，而女主人不到，父亲便问儿子，儿子说："我娘往园里去了。" 问她去做什么了，儿子回答说："拔掉丝瓜种韭菜。"

出自《笑林广记·卷之六·闺风部》

这则笑话，幽默地表达了一个普通农妇对幸福爱情生活的急切向往。惟妙惟肖，令人忍俊不禁。

中国种植韭菜历史悠久。《诗经·豳风·七月》中已有"四之日其蚤，献羔祭韭"的描述，看来在春秋战国以前，韭菜和羊羔已经成为供桌上的贡品。到了唐代以后，韭菜更是得到大规模种植。大诗人杜甫有"夜雨剪春韭，新炊间黄粱"的名句。中医讲究春夏养阳，而韭菜辛温养阳，有升阳疏肝的功效，以春天食用为最佳。孙思邈在《千金方·食治》中特别指出："二月三月定食韭，大益人心。"俗话说"正月葱二月韭"，春天正是吃韭菜的好时节。不过，需要说明的是，韭菜固然是壮阳佳品，但丝瓜并非什么"痿阳"之物，它也有"暖胃补阳"的作用，而且是颇受欢迎的夏秋常食之菜。

JIANKANG MINGYAN
健康名言

坐卧莫当风，频于暖处浴。食饱行百步，常以手摩腹。莫食无鳞鱼，诸般禽兽肉。

——唐·孙思邈《枕上记》

张家界觅诗

飞瀑散珠千尺涧，流云织锦万仞山。
玉树青葱信佳景，登高临渊更可羡。

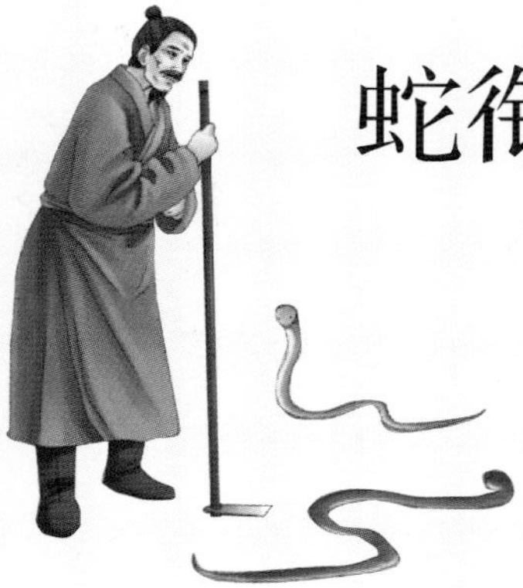

蛇衔草

有一位老农耕地，遇见一条受了伤的蛇躺在那里。另有一条蛇，衔来一棵草放在伤蛇的伤口上。经过一天的时间，伤蛇跑了。老农拾取那棵草剩余的叶子给人治疮，全都灵验。本来不知道这种草的名字，就用“蛇衔草”当草名了。《抱朴子》说：蛇衔能把已经断了的手指接起来，接得和原先一样。说的就是这回事。

出自北宋·李昉等《太平广记·卷四百零八·草木》

蛇衔草，又称“蛇衔”“蛇含”“威蛇”等。李时珍在《本草纲目》中说：“其叶似龙牙而小，背紫色，故俗名小龙牙，又名紫背龙牙。”又说该药“主治惊痫、寒热邪气、除热、金疮疽痔、鼠瘘恶、疮头疡”等。本文记述了蛇衔草命名的故事，于医学颇有启示价值。《本草纲目》全文加以引用。而清代蒲松龄《聊斋志异》中的“鹿衔草”篇，显然受本篇影响。

JIANKANG MINGYAN
健康名言

始知年与貌，盛衰随忧乐。畏老老转逼，忧病病弥缚。不畏复不忧，是除老病药。

——唐·白居易《自觉》

颜面色斑的中医治疗
杨兆林

游绍兴沈园

梦断香魂九百年，沈园至今说缠绵。
有幸今游稽山土，独吊唐陆心怆然。

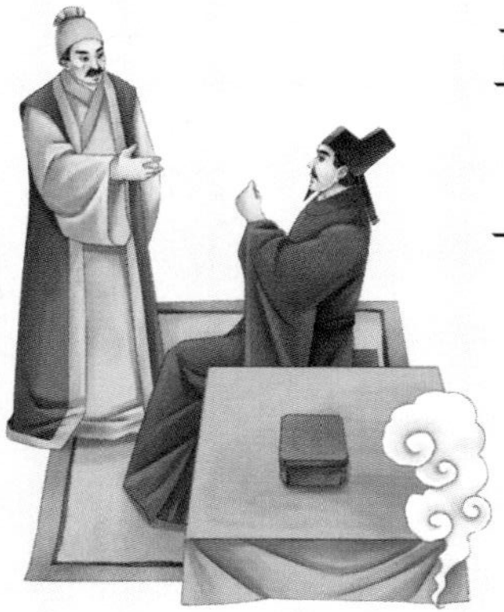

车前止暴下

欧阳修曾患急性水泻，国医不能治愈。他夫人说：“街市上的走方医有治此病的药，三文钱一贴，很有效验。”欧阳修说：“我们这些人的脏腑跟一般人不同，不能服用他们的药。”夫人不便多言，便在国医的药中悄悄地掺和了走方医的药给丈夫服用，服后病竟然好了。事后欧阳修叫来卖药的人，用厚礼酬谢他，向他索取医方。原来只是用一味车前子研成细末，用米汤送服二钱匕左右。那人说：“此药通利水道但又不扰动正气，水道通利，大小便就正常，这样肠胃病自然就好了。”

出自宋·张杲《医说·卷六·车前止暴下》

这一故事说明，民间走方医的治方颇有可取之处。清代名医赵学敏在《串雅序》中说：“昔欧阳子暴利几绝，乞药于牛医。”指的就是此事。那些“乘华轩、繁徒卫”的国医们，往往瞧不起走街串巷的走方医，甚至污称他们为“牛医”，而正是这位被称作“牛医”的民间医生，在众多国医束手无策的情况下，竟治愈了朝廷重臣的危疾，使几乎绝命的欧阳修转危为安，岂不发人深思！

早秋颂

风雨秋韵着新妆，红绿枝累飘果香。
玉露千情涌诗意，珠玑百态绣文章。

JIANKANG MINGYAN
健康名言

何以销烦暑？端居一院中。眼前无长物，窗下有清风。热散由心静，凉生为室空。此时身自得，难更与人同。

——唐·白居易《销暑》

白及补肺

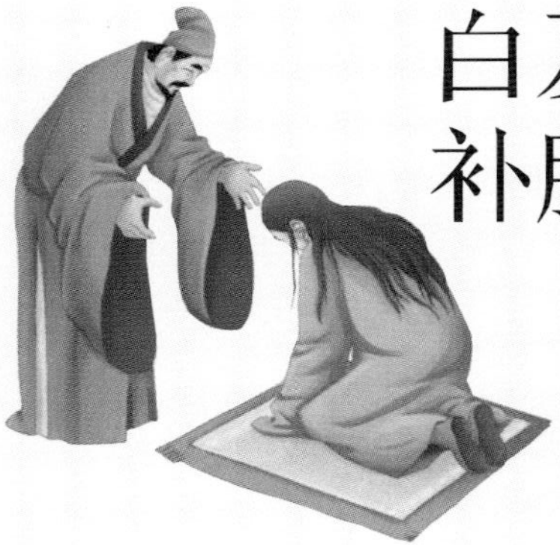

台州监狱中的一个狱吏，十分哀怜一个重囚犯。这个重囚犯很感激他，因而告诉他说：“我七次犯死罪，遭审讯拷打，肺脏大部分受损伤，以至于呕血，别人传授给我一个药方，就是只用白及为末，每日用米汤冲服，其效如神。”后来这个囚犯被处以极刑，凌迟而死。刽子手将其胸腔剖开，只见肺间数十处受伤造成的孔洞，全部由白及填补起来，其颜色还没有改变。后来，狱吏听到这个消息，到洋州上任时，见有一士兵忽然患咯血病非常危险，他便用此方来救治，一天就止住了咯血。

出自明·李时珍《本草纲目·草部》引《夷坚志》

白及，为多年生草本植物，以其块茎入药。这种块茎，形圆色白，数枚常相连及，故名为白及。所以《神农本草经》称为连及草。李时珍在《本草纲目·草部·十二卷》，“白及”条说：“白及性涩而收，得秋金之令，故能入肺止血，生肌治疮也。”并引述宋代苏颂《图经本草》之言：“今医家治金疮不瘳及痈疽方多用之。”因白及具有收敛止血、消肿生肌的作用，临床多用于咯血、吐血及外伤出血。近代，常单用本品以糯米汤或凉开水调服，用来治疗肺胃出血之症，每获良效。如独圣散，即以白及一味调服，治疗肺空洞出血有特效。

仲秋之夜
过秦岭

中秋时节夜色深，飞车走山入蜀门。
一手推开秦岭月，双臂拥抱锦江云。

JIANKANG MINGYAN
健康名言

自知气发每因情，情在何由气得平？若问病根深与浅，此身应与病齐生。

——唐·白居易《病气》

人体有湿，百病产生
王单一

脐中纳李

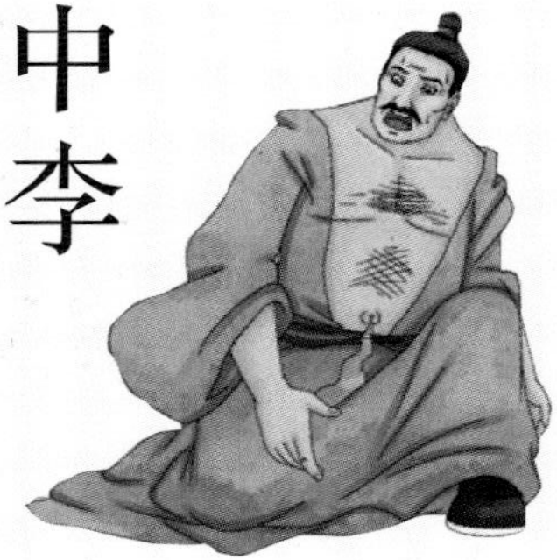

赵伯公身材肥大，夏日的一天，他喝醉酒睡着了。小孙儿在他的胖肚子上戏耍，于是便把李子放在他的肚脐中，一连放进去七八枚。他已经醉成一摊泥，当时完全不知道。几天后，才感觉疼痛。这时李子已腐烂，臭汁水流出，他认为是从肚脐眼流出的脓水，怕难活命，于是让妻子处理所用之物，准备料理家中后事。他竟然哭泣着对家人说：“我肠子腐烂，将要死了。”次日，李子核从脐中掉出，他才知道是孙儿所放入的李子。

出自三国魏 · 邯郸淳《笑林》

此则故事让人忍俊不禁。赵伯公的可笑之处，一是身材如此肥大，竟能在肚脐中放入七八枚李子，他醉卧时全然不知。二是当他感觉疼痛时，既不求医诊治，也不探究原因，竟让家人处置个人物品，料理身后事。直到次日，李子核从脐中掉出，他才知道是孙儿放入的李子。虚惊一场，这位赵伯公之所为，实在发人深思。

中秋夜抒怀

花气随风润大地，松枝过云更挺拔。
冷露无声明月夜，正是秋思漫万家。

JIANKANG MINGYAN
健康名言

福生有兆，祸来有端。
情莫多妄，口莫多言。
蚁孔溃河，溜沉倾山。
病从口入，祸从口出。

——北宋·李昉等《太平御览·人事·口》

过敏症治疗，其实很简单
许振国

唐赐遗嘱

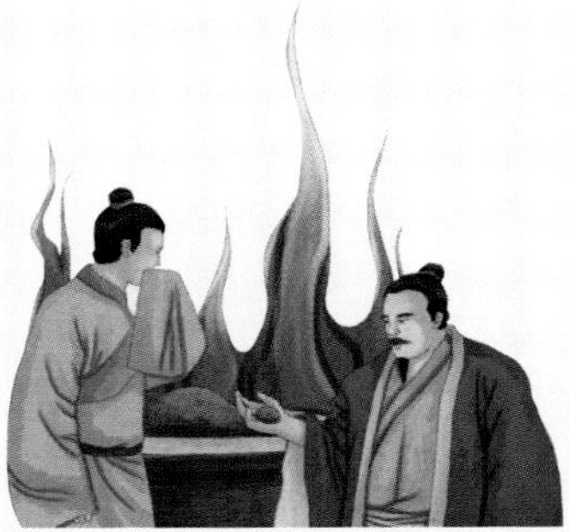

南朝宋大明元年(457年)，征调顾觊之为度支尚书，转任吏部尚书。当时沛郡相县的唐赐前往邻村彭家饮酒回家，得了不治之病，吐出毒虫二十多条。唐赐临终前，遗嘱剖腹探病，查清病因。死后，其妻张氏依照遗言，亲自剖开他的肚子，发现五脏都糜烂破碎了。郡县官方得知后，认为张氏残忍地进行解剖，判她身为妻子伤害丈夫，服五年徒刑，唐赐的儿子唐副又不禁止，属不孝，斩首示众。吏部尚书顾觊之议论说："以妻子和儿子的身份而做出残忍刻毒的事情，不应该无原则地疏通小感情。我认为唐副是不孝，张氏也同他一样很不仁道。"于是，皇上诏令按照顾觊之的议论执行，将母子俩全部处死。

出自《南史·卷三十五·顾觊之传》

这是1 500多年前我国有文字记载的人体病理解剖案例。可以说唐赐夫妇是我国古代解剖学的大胆尝试者和先驱，当给予充分的肯定。但在封建社会，官府认为张氏遵守遗言进行遗体解剖是大逆不道，竟将其处以死刑；连其儿子也以"未加阻拦，忤逆不孝"的罪名，被同时斩首示众。酿成了这一令人痛心的历史惨剧。事实上长期的封建礼教和崇古学风，在很大程度上阻碍了中国古代解剖学的发展，影响了中医学的创新和进取。

JIANKANG MINGYAN
健康名言

爽口物多须作疾，快心事过必为殃。与其病后能求药，不若病前能自防。

——北宋·邵雍《仁者吟》

秋分过后

秋分过后天地爽，万物收纳当归仓。
一层落叶一层秋，一分秋意一分凉。

一目存誓

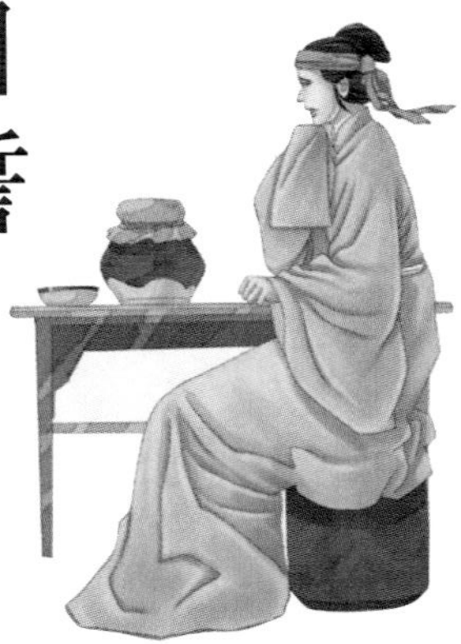

宋高宗的母亲显仁后韦氏，两目失明，召集了许多医生治疗，都无效果。有一道士应召医治，金针一拨，障翳脱落而左眼复明。显仁后很是高兴，请求这位道士再治右眼，并说明将不惜一切财物给予报答。道士说：“皇后有一只眼睛看物应该知足了，留那只右眼保存誓言也就是了。”显仁后听罢，惊惧而惭愧地站起来向道士拜谢。原来，显仁后伴随宋钦宗被俘于金国，她回国时曾对宋钦宗发誓说：“我先回去，如果不来迎接君主，就瞎了我的眼。”后来，直到宋钦宗死，显仁后也未能实践诺言，道士因而也就不治了。

出自元 · 郭翼《雪履斋笔记》

本文不仅记载了古代金针拨障术的显著疗效，而且对南宋统治者高宗赵构母子偏安南方不思收复国土的行为提出了尖锐的批评。那位道士不畏强权的铮铮铁骨之气，让人心灵震撼。

塘中观残荷

仲秋塘中观残荷，此岁身躯垂枯竭。
岂知水下蕴新生，惠风吹来露翠叶。

JIANKANG MINGYAN
健康名言

老去无成齿发衰，年将七十诗何为。居常无病不服药，间或有怀犹作诗。

——北宋·邵雍《自咏吟》

上火了，不要随便去泻火

王单一

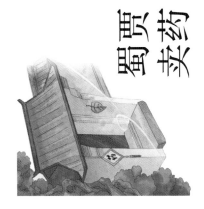

蜀贾卖药

蜀地有三个商人，都在市场上卖药。其中一个人专门选取上等好药，计算着自己出售药材的收入，不说虚高的价钱， 也不过分赚钱。另一个人好药和次药都选取，药价的贵贱，只看买者的需求，从而拿好药或次药来对待顾客。第三个人售卖时不选取好药，只希望多卖，并降低药价，顾客要求增添就给增添，不加计较。于是顾客争着到第三个人的店铺来，他店铺的门槛每月就得更换一次，一年多就大富起来。那个好药和次药都卖的人，到他店铺的顾客就少一些，但两年之后也富起来了。而第一个专门选取上等好药的人，到其店铺买药的顾客很少，到中午还像半夜一样冷清，吃了早饭，就没晚上那顿了。郁离子见到这种情况，叹息地说："现在做官的人，也像这样啊！"

出自明 · 刘基《郁离子》

这则寓言是刘基借三个蜀贾卖药人的故事影射当时官场的黑暗真相。做生意不虚价，讲求公平买卖，货真价实，结果不但不赚钱，反而生活朝不保夕；而那些以次充好，随意要价，善于钻营的人，反倒大富起来。这是何等怪事！同官场相比，那些廉洁奉公的谦谦君子，处处受到排挤；而那些贪赃枉法善于逢迎者，却备受重用，官运亨通。这又是何等相似！

九月菊香

九月菊香抱枝头，千古佳话傲霜秋。
百花争艳她不在，芳菲尽后独风流。

JIANKANG MINGYAN
健康名言

铅膏染髭须，旋露霜雪根。不如闭目坐，丹府夜自暾。

——北宋·苏轼《正月十八日蔡州道上遇雪，次子由韵二首》

上火真的怪辣椒吗

王单一

庸医受匾

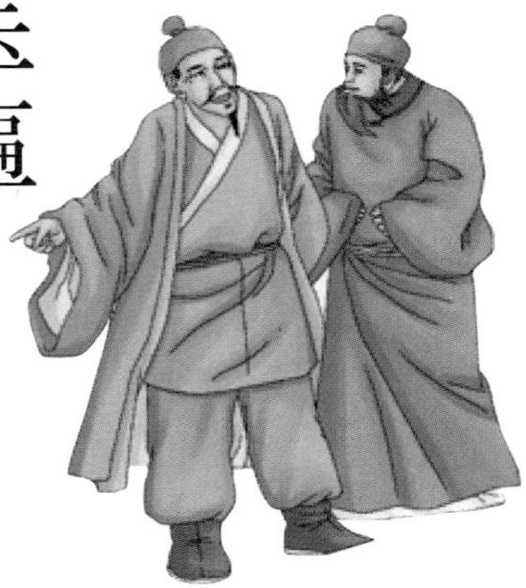

某甲是个庸医。凡有病人前往就诊的，一经他治疗往往就死亡。然而不知道他手段毒辣的，仍有多人前往求他诊治，因此断送的人命更多了。一天，忽然有人吹吹打打送一块匾来赠给某甲。某甲也不知这是谁送来的，只想着自从行医以来，还没有过如此荣幸的事，居然接受并把它悬挂起来。邻人也相互表示怀疑和惊讶，感到这个专门治死人的医生，哪里来的这件东西呢？后来仔细打听，才知道是某个棺材店送的。有好事的人便到棺材店里查问，说：“某甲治好了您的病吗？为何送给他匾呢？”店里人说：“不是不是，小店生意一向清淡，自从某甲到此行医以来，生意立刻有了起色，所以送这块匾，表示感激不忘的意思。”

出自清·吴趼人《俏皮话》

这则故事，对那些草菅人命的庸医给予辛辣的讽刺和鞭笞，读后让人捧腹。而那位棺材店的老板也未免太损，竟然给残害生命、频频治死人的庸医送匾，真是见钱眼开，助纣为虐。

JIANKANG MINGYAN

健康名言

避暑有妙法，不在泉石间。宁心无一事，便是清凉山。

——北宋·温革《纳凉诗》

完美颈椎

工间操

李志强

晚秋游嵩山

朝踏寒露入青山，暮踩薄雾缥缈间。

坐观祖庭禅在心，遥望嵩岳云在天。

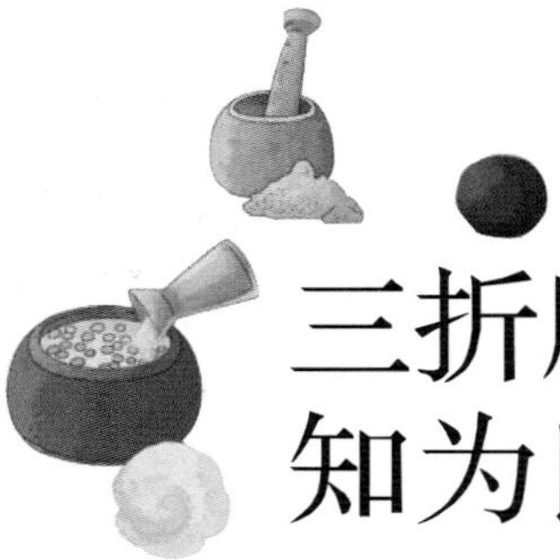

三折肱知为良医

《左传》说："三折肱知为良医也。"从来没有人注释过"三折肱"的意思。我认为古代的医生自己置备药笼，到病家诊断治疗后，朝药笼取药，有时君药、臣药不合，有时剂量轻重失当，取了又放下，放下了又取，总是把郑重作为职责，这就是"三折肱"的意思。

出自清·黄凯钧《友渔斋医话》第二种《橘旁杂论》

对《左传》中的"三折肱知为良医也"和《楚辞》中的"九折臂而成医"这两句话，传统的解释是，多次折断手臂，比喻名医积累丰富的经验。后也用以比喻对一件事有丰富的阅历，自能造诣精深。而本文提出，是指医家向药笼取药，反复斟酌，以郑重为事。颇有新意，值得借鉴。

观开封菊花节

汴京秋菊彩缤纷，摩肩接踵争相寻。
满街尽是看花客，真赏寒香有几人？

JIANKANG MINGYAN
健康名言

天下本无事，庸人实扰之。吾身本无患，卫养在得宜。一毫不加谨，百疾所由滋。人生快意事，噬脐莫能追。

——南宋·陆游《铭座》

科学认识
肺结节
周　淼

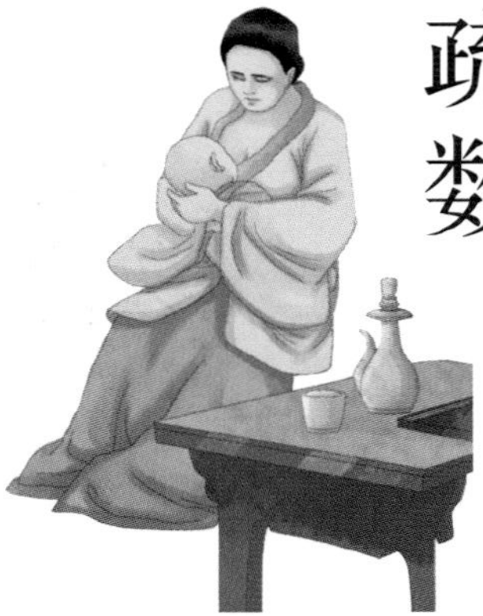

疏字数乳

人禀受先天之气时，有的禀气充实体质就强坚，其寿命长；有的禀气虚劣体质就弱，就易丧失其性命。天地生化万物，万物有的不能长成；父母生育孩子，孩子有的不能长大成人。有的物体结出的果实，枯死而落下；有的婴儿已经出生，则短命而死。如果那果实不枯，也能生长满期；假使婴儿不死，也能活到百岁。然而结出果实、生出婴儿就枯落夭折的，是禀气薄的缘故。即使它（他）们的形体完整，但体质虚弱、元气缺少，也不能充满整个果实或婴儿身体。人禀受了长短不同的寿命，是以禀气多少决定性命的关键。妇女生育次数少的，孩子就容易活；生育次数多的，孩子就容易死。为什么呢？生育稀疏，禀气就厚，孩子体质就强坚；生育频繁，禀气就薄，孩子体质就软弱。

出自汉·王充《论衡·气寿》

王充认为，人的寿命长短并不是上天有意安排，而是取决于人体精气的厚薄。气厚就体强寿长，反之则体弱寿短。他以妇女生育为例来说明胎儿在母体禀受精气的厚薄与寿命长短的生理关系。“妇人疏字者子活，数乳者子死”，句中的“字”和“乳”都是生育的意思。疏字，即生孩子稀少；数乳，即生孩子频繁。这种解释，反映了古代的优生思想，在今天仍有积极意义。

题友人摄影“醉秋”

千树红叶落满天，百只大雁共呢喃。
疑在瑶池相聚会，笑问今夕是何年。

JIANKANG MINGYAN
健康名言

与其救疗于有疾之后，不若摄养于无疾之先，盖疾成而后药者，徒劳而已。是故已病而不治，所以为医家之法；未病而先治，所以明摄生之理。

——元·朱震亨《丹溪心法·不治已病治未病》

“鼾声绕梁”的困惑

周淼

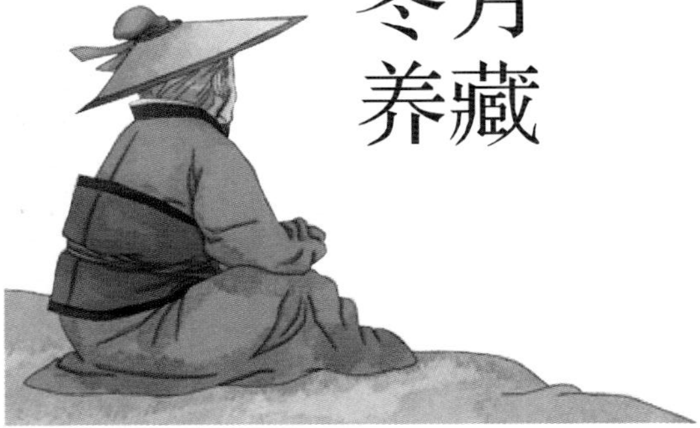

冬月养藏

冬季的三个月，谓之闭藏，是生机潜伏，万物蛰藏的时令。当此时节，水寒成冰，大地龟裂。人应该早睡晚起，待到日光照耀时起床才好；不要轻易地扰动阳气，妄事操劳，要使神志深藏于内，安静自若，好像有所隐秘，严守而不外泄，又像得到了渴望得到的东西，把它密藏起来一样；要躲避寒冷，求取温暖，不要使皮肤开泄而令阳气不断地损失，这是适应冬季气候而保养人体闭藏之气的方法。违逆了冬令的闭藏之气，就要损伤肾脏，提供给春生之气的条件不足，春天就会发生痿厥之疾。

出自《素问·四气调神大论》

冬令闭藏，是万物生机潜伏的季节，根据“顺四时而适寒暑”的养生原则，人应与之相适应，而使气机内伏，调摄精神起居，以保养人体的闭藏之气， 要躲避寒冷，求取温暖，不要使皮肤开泄而令阳气不断地损失。要调节情志，安定起居，这样病邪就不能入身。这就是冬季的“养藏之道”。

神农山漫步

答友人

雨过天晴山色新，云阳寺前望天门。
神农岭上白云多，只可自悦难赠君。

JIANKANG MINGYAN

健康名言

因马念车，因车念盖。未得之，虑得之；既得之，虑失之。赵趄嗫嚅而未决，寤寐惊悸而不安。

——元·王珪《泰定养生主论·论衰老》

中医治面瘫

何传义

韩康卖药，言不二价

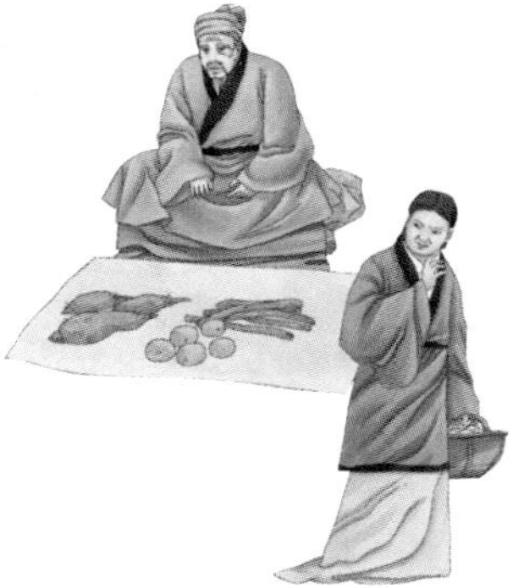

韩康，字伯休，陕西长安附近人。韩康经常到名山大川采药，就在长安城里以卖药为生，言不二价，已经三十年了。有一次，一位女子去韩康处买药，韩康仍然言不二价。女子生气地说：“你是韩伯休吗？竟然言不二价！”韩康自叹说；“我本来不愿透露姓名，现在女孩子都知道有我，我还卖什么药啊？”于是隐居长安附近的霸陵山中，官员们连续用官车去聘请，他决意不出。后来，汉桓帝置办礼物又去聘请，韩康无法推托，便辞去公车，坐自己的柴车前往，顶着晨光，提前来到长亭。亭长因知韩康从此路过，刚备好公车准备迎接他，但看到韩康的柴车，亭长误认为是个庄户老头，便叫人抢夺他的牛。韩康便给了他们，趁机逃走，隐居不出，最终老死在霸陵山中。

出自明·敬虚子《小隐书》

韩康于长安卖药三十年，言不二价，早在《后汉书·韩康传》中即有记载，历代传为佳话。正是因为韩康“常采药名山”，童叟无欺，所以人们非常信任他。而韩康终生隐姓埋名，不涉仕途，堪称高洁之士。

JIANKANG MINGYAN

健康名言

人生无百岁，百岁复如何。谁能将两手，挽波东逝波。古来英雄士，俱已归山阿。

——明·刘基《薤露歌》

寒冬闭藏，补消兼当

赵 坤

游嵩县白云山白云湖

白云湖卧白云山，白云悠悠绕山盘。
欲乘白云上天去，又恋湖水又恋山。

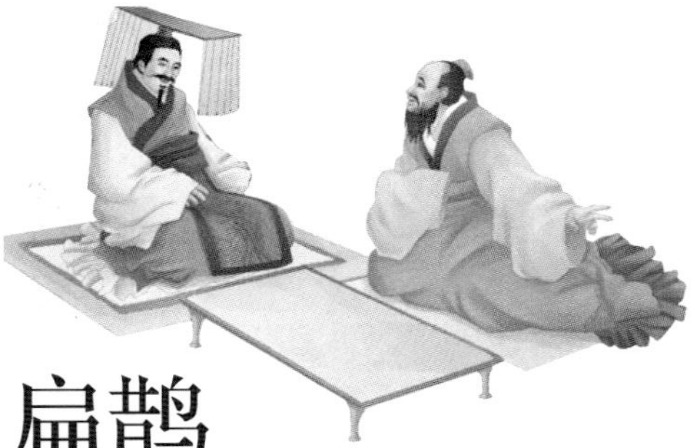

扁鹊三兄弟

有一次魏文侯问扁鹊："你家兄弟三人，哪一位最精通医术呢？"扁鹊说："大哥医术最精，二哥次之，我最差。"魏文侯问道："那为什么你的名气最大呢？"扁鹊说："我大哥给人治病，是在疾病还未真正形成时就将其除掉，所以他的名气就只在家庭范围内；二哥治病是在疾病刚刚发生时就治愈它，所以名气也只在附近乡里之间；而我扁鹊治病的方法是针刺血脉、处以药物、切开皮肤，所以名声很快传开，在众多诸侯那里也有了名气。"魏文侯说："确实是这样啊！"

出自《鹖冠子·世贤》

这个生动的传说故事，借扁鹊之口形象地表达了"上工治未病"的思想。元代大医朱震亨在《不治已病治未病论》一文中说："与其救疗于有疾之后，不若摄养于无疾之先，盖疾成而后药者，徒劳而已。是故已病而不治，所以为医家之法；未病而先治，所以明摄生之理。此圣人不治已病治未病之意也。"这一深刻论述，为上文《扁鹊三兄弟》做了有力的注脚。

JIANKANG MINGYAN

健康名言

不炼金丹不坐禅，不为商贾不耕田。闲来写就青山卖，不使人间造孽钱！

——明 · 唐寅《言志》

过敏性疾病的预防

吕熠鹤

过三门峡白天鹅湿地公园

一片祥瑞天籁声，万只天鹅喜相逢。
笑问诸君从何来？遥指蓝天白云中。

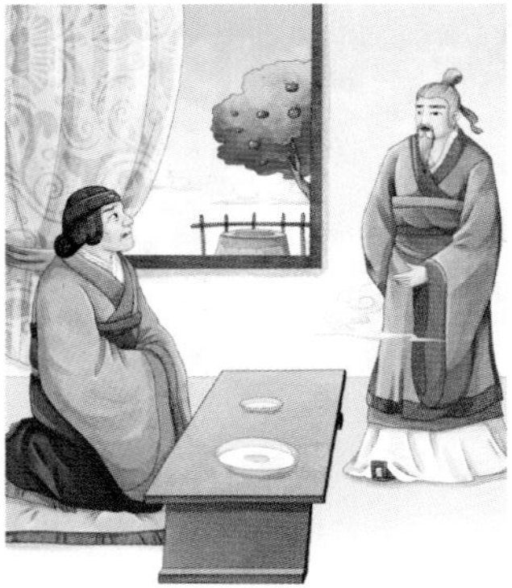

橘井

苏耽，湖南郴州人，早年丧父，周围乡里都知道他是孝敬母亲的人。有一天，天上的仪仗队降落苏宅。苏耽对母亲说：“我已受命为天上的仙人了，今天就要离开人间，再不能奉养母亲了。”苏耽的母亲说，“那我怎么活下去呢？”苏耽留下两个盘子，母亲需要饮食就敲小盘子，需要钱财和布帛就敲大盘子，所要的东西都能立即送到。苏耽又说：“明年天下流行疫病，院子里的井水和橘树能够治疗。如有患病的人，给他一升井水，一片橘叶，煎汤饮服，立可痊愈。”

后来果然发生疫病，远至千里之遥的人，都来求井水和橘叶，凡是饮服了井水和橘叶的病人，其病便立即痊愈。

出自晋·葛洪《神仙传》

正是由于这位仙人苏耽告知“庭中井水橘树能疗病”，后又果然应验，便有了“橘井”这一典故。所谓“橘井泉香”“龙蟠橘井”等语，皆源于此。如今，郴州市内尚有橘井，是后人为纪念苏耽所建。

关于“橘井”的故事，在河南商城县也有流传，后人称为“北橘井”。（详见许敬生主编的《中医药文化寻源——中原中医药文化遗迹考察记》一书中《苏仙石和橘井》一文，该书于2015年由河南科学技术出版社出版。）

健康名言
JIANKANG MINGYAN

问予何事容颜好，曾受高人秘法传。打叠身心无一事，饥来吃饭倦来眠。

——明·王象晋《养生法》

通天穴的作用

吕熠鹤

过云台山书院

位居青山绿水畔，人在白云清风间。
喜听四时天籁音，笑迎八方众英贤。

杏林

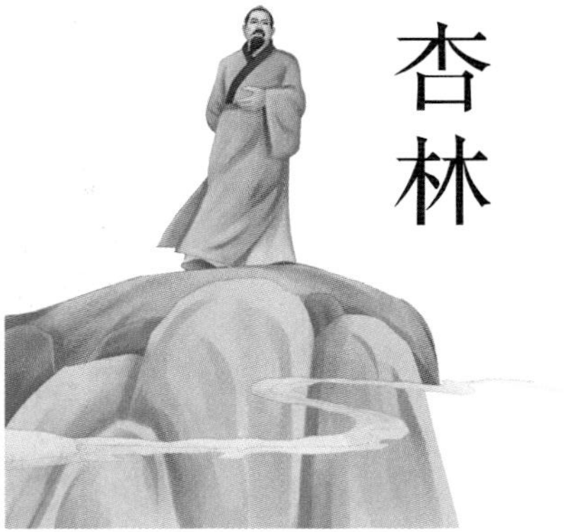

董奉，字君异，东吴侯官人，周游天下，以医术济世救人，后来到南昌，就在庐山定居下来。董奉住在山上而不种地，每天为他人治病，不取分文。如果重病治好了，让病人栽五棵杏树；轻病治好了，栽一棵杏树。这样连续好些年，所种的杏树已有十万余棵，使得山中的各种飞禽走兽都游戏在杏林之中，一年到头不长杂草，像有人经常耕锄管理一样。当杏子大量成熟时，董奉就在杏林里搭一粮仓，告诉人们：有买杏子的人，不必告诉我，只用同等容器的谷子换取杏子即可。曾有一人，放入粮仓的谷子少而取走的杏子多，杏林里的老虎便怒吼着追赶。那人十分害怕，急忙提着杏子逃跑，不料跌倒在地，杏子撒了许多。到家一量杏子，竟和送去的谷子一样多。董奉每年用杏换得谷子，随后又用来救济周围的贫苦百姓，每年救济有两万多人。

出自晋·葛洪《神仙传》

这个故事虽有神话色彩，但董奉居山，“日为人治病，亦不取钱”的事迹，至今仍传为美谈。“杏林”美名满天下，渐渐地成了“医林”的代名词。匾额上常书“杏林春暖”“誉满杏林”等。其实，人们爱“杏林”，正是爱的“救死扶伤”“施药济贫”的杏林精神。这种精神正是中华民族的传统之光。

在三苏坟前

胸中万卷走天下，笔下千言治国家。
文范诗魂仰百代，三苏坟前敬献花。

JIANKANG MINGYAN
健康名言

散步者，散而不拘之谓，且行且立，且立且行，须得一种闲暇自如之态。

——清·曹庭栋《老老恒言·散步》

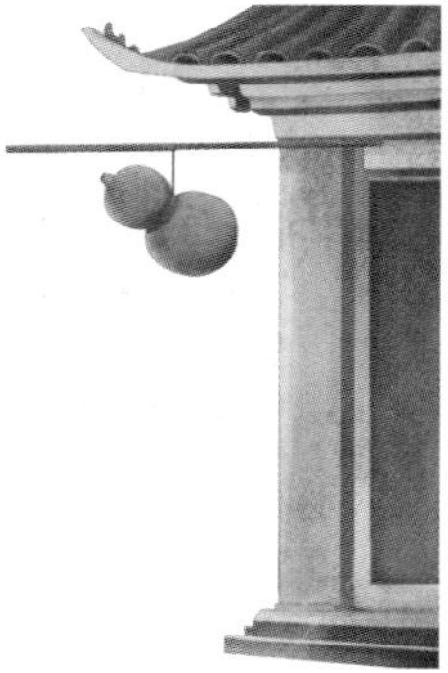

悬壶

集市之中有一老翁卖药，他在店铺门前悬挂着一个大空壶，等到集市散去，总是跳入壶中。集上的人都没有看见过他，只有管理市场的小官费长房在楼上看到此事，感到非常惊奇。于是费长房前去拜望老翁，并送给他美味的酒肉等食物。老翁知道费长房认为他是一位神人，便对费长房说："您明天可以再来。"第二天，费长房又去拜望老翁，老翁便邀他同入壶中。费长房只见壶中如宫廷般华丽庄严，美酒佳肴满桌，二人畅饮尽兴而出。后来，费长房拜老翁为师学习医道，便跟老翁隐居山中。老翁欣慰地抚摸着费长房说："你求学心诚，我愿意把医道方术传授给你。"后来，费长房终于把老翁的医术继承下来，在民间为广大群众治病。

出自南朝·范晔《后汉书》

这则故事原载于南朝范晔《后汉书·方术列传·费长房》，清代陈梦雷在《古今图书集成医部全录·卷五百五·医术名流列传》中做了节录。本文节选自《医部全录》本。"悬壶"这一典故，在晋代葛洪《神仙传·卷九》中亦有类似的记载，只是鬼神味儿浓一些。因而后世医生开业，常以"悬壶"称之。医生治病救人，称为"悬壶济世"。"悬壶"一词，即来源于此。

JIANKANG MINGYAN
健康名言

勿极饥而食，食不过饱；勿极渴而饮，饮不过多。

——清·曹庭栋《老老恒言·饮食》

腊八粥衍变成食养粥

韦大文

过方城县张骞广场

远播国威英雄胆，忠义坚忍数张骞。
持节西域十三载，开拓丝路两千年。

鬼由心生

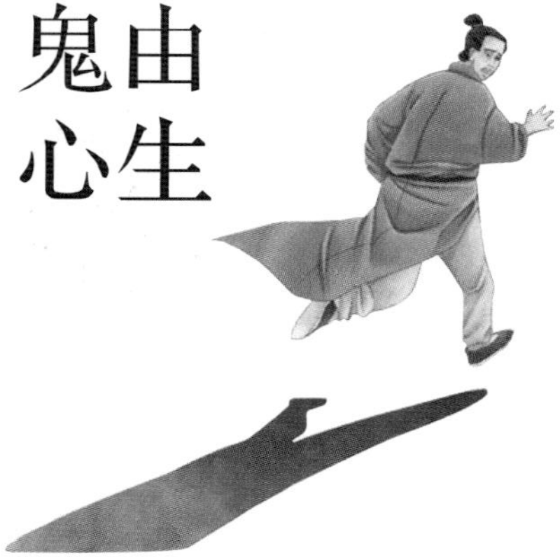

在夏水口的南面有一个人，名叫涓蜀梁。他这个人，生性愚蠢，胆子很小。有一次他在一个明亮的月夜走路，偶然低一下头，看到自己的影子，以为是一个魔鬼趴在地上；再一抬头，瞅见自己的头发，又以为有一个妖怪站在面前。他吓得掉头就跑，刚刚跑到家里，就断气死了。这难道不悲哀吗？大凡人认为有鬼，必定是在精神恍惚之际，神志疑乱不清之时进行判断，这正是人把“有”当作“无”，而把“无”当作“有”的时候，自己在这时去判断事情，怎么能够正确呢？

出自《荀子·解蔽》

本文以涓蜀梁宵行，疑神疑鬼以致“失气而死”为例，说明人信鬼神，正是心里胡思乱想的结果。嘲讽了那些有鬼论者。《庄子·杂篇·渔父》记载了一个类似的故事：有一个人，害怕自己的影子，讨厌自己的脚印，他飞快地跑者，想离开它们。他脚提得越快，脚印也就越多；他跑得越快，影子也跟得越紧。他就拼命快跑，不肯休息片刻，终于耗尽力气死掉了。庄子评论说，这个人不知道站在阴处，才能甩掉影子；又不知道静止不动，才能消灭脚印。真是愚蠢至极啊！“鬼由心生”这个典故，给人以深刻的警示。

JIANKANG MINGYAN

健康名言

病中固宜节食，尤宜节饮。食伤人所易知，饮伤人都不觉。不惟茶汤浆酒，以及冰泉瓜果之伤，谓之伤饮，即服药过多，亦谓之伤饮。

——清·袁开昌《养生三要·节饮节食》

小儿外治

许　晴

荥阳鸿沟怀古

山涧水幽立高台，天朗气清观云海。
楚河汉界追往事，遥想鸿沟心澎湃。

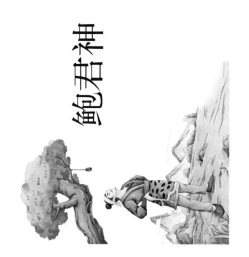

鲍君神

相传有个猎人在田野里网到一只獐子，当猎人还没有取走獐子时，恰巧有一商人从水泽旁经过，望见网绳上的獐子。商人考虑不劳而得，过意不去，就把一条鲍鱼放在网上，取走了獐子。随后猎人来到，没有看见猎到的獐子，反而看见一条鲍鱼，泽中又没看到有人经过，对这种现象感到奇怪，猎人认为神奇极了。于是他辗转相告，有人向鲍鱼祷祝，用来治病求福，还常常有应验的时候。因此，当地人为鲍鱼建起祠堂庙舍，有几十个巫师，设置帷帐、钟鼓，并称其为鲍君神。过了几年，放鲍鱼的商人经过祠堂，询问建立祠堂的原因后，说："这条鲍鱼是我的，哪有什么神！"于是进祠堂把鲍鱼拿走，从此祠堂就衰败了。经传上讲："各种事物巧合在一起，便出现了神。"这是说，神是由人们共同吹嘘造成的。

出自东汉·应劭《风俗通义·怪神·鲍君神》

普普通通的一条鲍鱼竟被当作神灵供奉，甚至"方圆数百里皆来祷祀"，以图治病求福。后来，寻得真相，才断了那祠堂的香火。说明许多神灵往往是人为地生造出来的，苦难民众内心虚弱，常被神指导并且引领，这正是现实生活中信神和造神的土壤。神总是乘虚而入，登上神坛受人膜拜，这种现象值得深思。

JIANKANG MINGYAN
健康名言

宁可食无馔，不可饭无汤。有汤下饭，即小菜不设，亦可使哺啜如流；无汤下饭，即美味盈前，亦有时食不下咽。

——清·李渔《闲情偶寄·饮馔部》

小儿推拿

许　晴

南宁印象

众水绕邑古称邕，四季开花漾春风。
一江一湖分南北，半树半楼共全城。

桑中生李

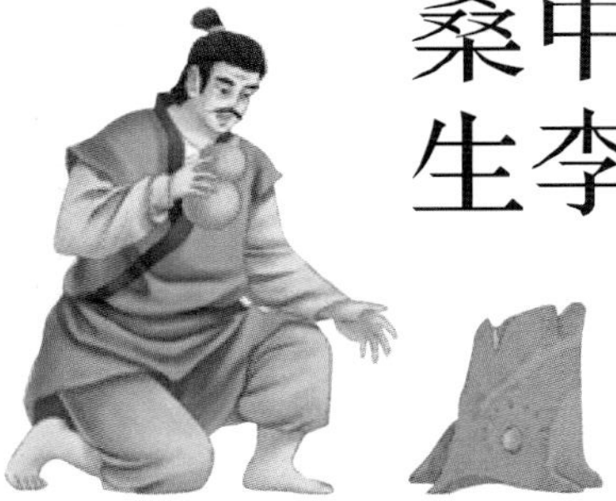

汝南郡南顿人张助，在田地里种庄稼时，发现地上有一枚李子核，便想带回家去，回头看见一棵枯空的桑树干里有土，于是就把李子核种在空桑树干里的土中，用喝剩下的水浇灌。后来有人看见空桑树中又生出李树，辗转相告。有个患眼疾的人，在桑树下歇凉，说：“如果李君使我眼病痊愈，我就献上一头小猪。”本来眼痛只是小病，到时候自然就好了。正是一犬吠形，百犬吠声，由此编出盲人复明的奇谈，结果远近都轰动了。这棵李树下常有成百上千的车马来祭祀，酒肉很丰盛。就这样过了一年多，张助远出回来看见这种场面，吃惊地说：“这里有什么神，不过是我种的李树罢了！”于是上前把李树砍掉了。

出自东汉·应劭《风俗通义·怪神·李君神》

农夫张助出于好奇，在一棵枯空的桑树内种了一枚李子核，后来长出了李树。而他人见桑中生李，竟视为神树，称之“李君神”。于是，人们纷纷前来请福、求树治病，甚至出现了“其下车骑常数千百，酒肉滂沱”的场面。之后，张助归来，揭破真相，砍掉此树，才结束了这场闹剧。这说明，许多神灵是人为的假象，一旦戳破，就不能骗人了。此则故事，在《抱朴子·内篇·道意》和《搜神记》中均有记载，可参阅。

JIANKANG MINGYAN
健康名言

天有三宝日月星，人有三宝精气神。此其旨可得而知也。

——清·尤乘《寿世青编·卷上》

想为中医写首诗
（朗诵）
李嘉慧

听水有感

江南水声柔，深山寒玉坚。
要知山水韵，躬身天地间。

季节	节气	节气健康要旨
春季	立春（2 月 3、4 或 5 日）春气始至，四时卒始	立春时节要顺应阳气生发、万物始生的特点，注意护肝，宜选择辛湿发散的食品，以“升补”为主
	雨水（2 月 18、19 或 20 日）东风解冻，冰雪散而为水，化而为雨	雨水时节应少吃酸味，多吃甜味，以养脾脏之气
	惊蛰（3 月 5、6 或 7 日）惊蛰雷鸣动，蛰虫皆震起而出	养生原则应保阴潜阳，多吃清淡食物，也可适当选用补品，以提高免疫力
	春分（3 月 20 日或 21 日）昼夜平分，行约周天，昼夜均分，当春之半	应保持人体阴阳平衡。如烹调寒性食物，应佐以温性调料；食用助阳类菜肴，常配滋阴之品，以使阴阳互补
	清明（4 月 4、5 或 6 日）万物清洁明净	清明是冷暖空气交替之际，食物进补要适中，除利水渗湿外，以养血疏筋为要
	谷雨（4 月 19、20 或 21 日）言雨生百谷，百谷滋长	谷雨已是暮春时节，食疗重在养肝清肝，滋养明目

季节	节气	节气健康要旨
夏季	立夏（5 月 5、6 或 7 日）万物至此皆长大	立夏后气温渐热，心脏负荷渐大，宜食清凉多汁的新鲜果蔬；长夏暑湿，可食芳香开胃、健脾化湿之品
	小满（5 月 20、21 或 22 日）万物于此少得盈满，麦至此方小满而未全熟	在饮食上可食用清利祛湿、健脾益气的食物，忌食甘肥滋腻、生湿助湿之品
	芒种（6 月 5、6 或 7 日）谓抢收麦子，又要抢种谷黍类有芒作物	饮食调养以清补为宜。多食谷菽菜果，自然冲和之味
	夏至（6 月 21 日或 22 日）日长之至，日影短至，至者，极也，故曰夏至	饮食以清淡为宜，冷食瓜果适可而止，免伤脾胃。自古有“冬至饺子夏至面”之说，夏至吃面有尝新之意
	小暑（7 月 6、7 或 8 日）斯时天气已热，尚未达于极点	注意防暑降温及饮食卫生，改变不良习惯，预防消化道疾病，并注意劳逸结合
	大暑（7 月 22、23 或 24 日）斯时天气甚烈于小暑	盛夏气候炎热，易伤津耗气，食疗药膳以清热解暑为宜

季节	节气	节气健康要旨
秋季	立秋（8月7、8或9日）万物从繁茂生长走向成熟	立秋阳气渐收、阴气渐长，秋天宜收不宜散，故可多食酸味果蔬，少食辛味之品。可适当食用柔润食物，以益胃生津
	处暑（8月22、23或24日）暑将退，伏而潜处	秋天雨水渐少，要预防秋燥。可多食水果蔬菜，以生津润燥、消热通便
	白露（9月7、8或9日）阴气渐重，凝而为露	白露时天气转凉，宜食清淡、易消化且富含维生素的食物。可适当选用宣肺化痰、滋阴益气的中药进行调理
	秋分（9月22、23或24日）昼夜均分，又适当秋之半	秋分以后，是胃病多发季节，要注意饮食和生活规律，多食健脾强身食物，加以预防
	寒露（10月7、8或9日）斯时露寒冷而将欲凝结	饮食调养应以滋阴润燥肺为宜。可多食用柔润食物，少食辛辣之品
	霜降（10月23日或24日）气肃，露凝为霜而下降	饮食要粗细搭配，宜多食生津润燥、清热化痰、固肾补肺之品

季节	节气	节气健康要旨
冬季	立冬（11月7日或8日）冬者终也，立冬之时，万物终成	立冬可进补，滋阴潜阳，补充身体营养。起居调养，要谨记“养藏”二字
	小雪（11月22日或23日）斯时天已积阴，寒未深而雪未大	因天气阴冷，要减少阳气消耗。食疗能祛邪而安脏腑，可多食补心清肺的食物
	大雪（12月6、7或8日）斯时积阴为雪，至此栗烈而大，过于小雪，故名大雪	调养时应补泻结合、形神共养，可适当多食温热的食物，以助御寒
	冬至（12月21、22或23日）阴气始至明，阳气之至，日行南至（到极致），昼最短，夜最长	冬天进补，应适当补气血补阴阳。南方有冬至祭祖、宴饮的习俗，北方有冬至吃饺子的习俗
	小寒（1月5、6或7日）时天气渐寒，尚未大寒	饮食调养应以温补为宜。要根据阴阳气血的偏盛偏衰，结合食物之性来选择
	大寒（1月21日或21日）时大寒栗烈已极	大寒时节要注意防风御寒，可多食温中散寒、补虚益血、润肺通肠之品

微视频健康讲座专家名单

（按姓氏笔画排序）

丁　樱	王永卫	王国斌	王单一	韦大文
尹亚东	冯明清	吕海江	吕熠鹤	刘爱华
许　晴	许振国	李中玉	李志强	李郑生
李嘉慧	杨兆林	吴汉卿	何传义	邵素菊
周　淼	庞玉琴	赵　坤	段振离	侯士良
袁占盈	崔书克	琚　玮		

本书健康视频
全集

感谢“医知学 APP”
技术支持

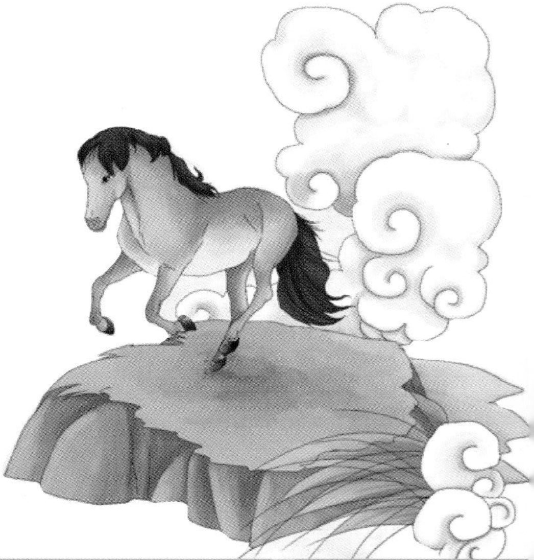